Richard Strohal

Manuelle Therapie in der Allgemeinpraxis

105 Abbildungen

Urban & Schwarzenberg
München – Wien – Baltimore

Anschrift des Verfassers:

Dr. med. Richard Strohal
Prinz-Eugen-Straße 84a
A-6020 Innsbruck

Abb. 22 entnommen aus: Richard Strohal, Grundbegriffe der Massage, 2. Aufl., 1981.
Abb. 35 und 36 aus: Richard Strohal, Manuelle Therapie bei Wirbelsäulenerkrankungen, 1973.

CIP-Titelaufnahme der Deutschen Bibliothek

Strohal, Richard:
Manuelle Therapie in der Allgemeinpraxis /
Richard Strohal. – München ; Wien ; Baltimore :
Urban und Schwarzenberg, 1990
    ISBN 3-541-13391-0

Gedruckt auf umweltfreundlichem Papier,
hergestellt aus 100% chlorfrei gebleichtem Zell-
stoff. Geliefert von 2-H-Papiergroßhandel,
Garching bei München.

Gesamtherstellung: Wagner, Nördlingen

ISBN 3-541-13391-0

R. Strohal
Manuelle Therapie in der Allgemeinpraxis

Vorwort

Der Arzt in der Allgemeinpraxis empfindet täglich die Wirksamkeit oder Insuffizienz gewisser Therapien, die er anwendet. Gehen diese Therapien aus einer richtigen Diagnose und kritischen Indikation hervor, werden sie auch für den Arzt und für den Patienten sinnvoll und befriedigend sein.

Es gibt jedoch Krankheitsbilder, die heute noch von der klinischen Medizin nicht ganz für „voll" genommen werden, die sozusagen als „Anhängsel" zu großen Spezialgebieten ihr Dasein fristen. So weiß man eigentlich gar nicht genau, ob nun die vertebragenen Krankheitsbilder in die Orthopädie, in die Neurologie oder gar in die Chirurgie gehören? Entsprechend ist dann natürlich auch die Meinung über die einzuschlagende Therapie je nach Spezialgebiet verschieden. Sogar in der diagnostischen Betrachtung gibt es unterschiedliche Meinungen.

Für den Arzt in der Allgemeinpraxis stellt sich das Problem anders dar: Er wird täglich mehrmals mit akuten oder chronischen vertebragenen Krankheitsbildern konfrontiert und muß natürlich ad hoc eine richtige Diagnose stellen und dann auch eine sinnvolle und wirksame Therapie machen. Dabei zeigt sich für den aufmerksamen Beobachter, daß die auch noch heute meist angewandte Therapie trotz oft hoher medikamentöser Belastung wenig befriedigende Ergebnisse zeigt.

So ist es nicht erstaunlich, daß schon seit vielen Jahren für den interessierten praktischen Arzt das Bedürfnis besteht, eine Therapiemöglichkeit kennenzulernen, die imstande ist, ohne Medikament die vertebragenen Krankheitsbilder anzugehen.

Diese „manuelle Therapie" – eine *Be-Handlung* im wahren Wortsinn – muß man lernen. Dazu werden Seminare und Kurse veranstaltet, in denen die theoretischen Kenntnisse und die praktischen Grundlagen vermittelt werden.

Dieses Buch soll einen Grundkurs in Schrift und Bild festhalten. Es will dem in der Allgemeinpraxis arbeitenden Arzt die Möglichkeit geben, kurz und klar über Diagnostik, Indikation und praktische Anwendung der manuellen Therapie Auskunft zu erhalten, wobei bewußt jeder verwirrende, theoretische Überbau vermieden wird.

Die Bilder sind aus Grundkursen für manuelle Therapie (Chirotherapie) hervorgegangen, und der praxisbezogene Text soll den Lernenden einstimmen, eine klare Diagnose zu suchen, eine sichere Indikation zu treffen und eine gute manuelle Therapie zu machen.

Innsbruck, April 1990   *Richard Strohal*

Inhaltsverzeichnis

Einleitung

Für den Einsatz der manuellen Therapie (Chirotherapie) muß das Krankheitsbild dahingehend geprüft werden, ob überhaupt eine vertebragene Störung vorliegt oder nicht. Dabei müssen vor allem *drei Grundprinzipien* der manuellen Medizin beachtet werden:

1. Prinzip:
Zu einem vertebragenen Krankheitsbild gehören Schmerz und Bewegungsstörung. Eines dieser Symptome allein genügt nicht. Die Bewegungsstörung kann für den Patienten schon aktiv (subjektiv) erfahren oder empfunden werden, oder sie kann vorerst unbemerkt, aber durch die passive Untersuchung in der Bewegungsprüfung erfaßt werden.

2. Prinzip:
Zur Diagnosestellung im Rahmen der manuellen Medizin genügen also nicht die allgemeinen Kriterien einer ärztlichen Untersuchung mit allen zusätzlichen Methoden der modernen Medizin, sondern darüber hinaus muß an die allgemeine und spezielle Bewegungsprüfung ein hoher Anspruch gestellt werden.

3. Prinzip:
Aus der Allgemeindiagnose und aus der Bewegungsprüfung ergibt sich die Erkenntnis, ob es sich um ein vertebragenes Krankheitsbild handelt. Die genaue Bestimmung von Höhe und Art der Bewegungsstörung ist Bestandteil der ausführlichen Bewegungsprüfung. Danach richtet sich unser Entschluß, ob eine *Indikation* für den Einsatz der manuellen Therapie gegeben ist. Schließlich muß auf Grund des oben erhobenen Bewegungsbefundes entschieden werden, *was* gemacht wird.

Die Krankheitsbilder, bei denen eine vertebragene Ursache gefunden und daraus die Indikation für den Einsatz einer manuellen Therapie abgeleitet werden kann, lassen sich der anatomischen Region entsprechend einteilen.

Alle diese Krankheitsbilder erhalten *nach* Stellen der Allgemeindiagnose erst durch die spezielle Bewegungsprüfung und dem daraus erhaltenen Befund die Gewißheit, daß eine vertebragene Ursache für das Beschwerdebild angenommen werden kann.

Denn es gibt alle im Folgenden angeführten Krankheitsbilder auch *ohne* vertebragene Beteiligung oder Ursache, was unter Umständen eine sehr wesentliche *Kontraindikation* für den Einsatz einer manuellen Therapie darstellt.

Durch Stellen der Allgemeindiagnose *vor* allen anderen Überlegungen werden schon viele Hinweise für die Annahme oder Ausschließung eines vertebragenen Krankheitsbildes erworben.

1 Die Krankheitsbilder des oberen Zervikalsyndroms

1.1 Zervikozephalgie

Bei der Zervikozephalgie wird über Schmerzen vom Nacken nach oben über den Hinterkopf bis zum Scheitel, manchmal bis zum Auge nach vorn ausstrahlend, geklagt.

Bei der Allgemeindiagnose sind folgende Fragen zu beachten:
- Dauerschmerz?
- Ist der Schmerz bewegungsabhängig?
- Einseitige oder doppelseitige Schmerzen?
- Alter, Blutdruck, Labor, Gefäßzustand?
- Anamnestisch: Unfälle?
- Sehstörungen (Doppeltsehen, Flimmern, Skotome)?

Dieses Krankheitsbild wird oft als „Migräne" bezeichnet; ist aber keine, weil keine zirkulatorischen Störungen dabei sind. Auch die Ausstrahlung vom Hinterkopf ist bei Migräne meist nicht vorhanden, ebenso hat die Migräne keine Bewegungsstörung (siehe dort!).

Demgegenüber hat die doppelseitige Ausstrahlung ohne Bewegungsstörung sicher keine vertebragene Ursache, sondern es besteht Verdacht auf gefährliche zentrale Prozesse (Beginn eines Tumorwachstums, Erkrankungen der A. basilaris etc.).

Oft werden vorhandene pathologische Veränderungen im Röntgenbild sogleich als Ursache für mannigfache Beschwerden akzeptiert. Ein krankhafter Röntgenbefund (besonders degenerative Veränderungen wie Spondylosezacken, „Diskopathie", Osteochondrosen, an der HWS besonders die Uncinatusarthrosen oder die Spondylarthrose, Veränderungen der Lordose, Streckstellung, Kyphosierungen etc.) ist nur im Zusammenhang mit einer Bewegungsstörung, als Ursache vertebragener Beschwerden anzusehen. Selbstverständlich müssen dann Röntgenbefund und Bewegungsstörung dasselbe Segment betreffen.

Im Falle des „oberen Zervikalsyndroms" sind überhaupt alle tiefer als C_2/C_3 liegenden röntgenologischen Veränderungen nicht mehr als vertebragen verursacht und im Zusammenhang stehend anzunehmen.

> **Merke:**
> Angeborene Anomalien im Bereich der oberen HWS verursachen *keine* Beschwerden!

Angeborene Anomalien sind eine *absolute Kontraindikation* für jede manuelle Therapie! Im einzelnen zählen dazu:
- fehlender Atlasbogen
- fehlender Dens
- fehlende Dornfortsätze, Blockwirbel
- basiläre Impression etc.

Befund der Bewegungsprüfung

Hier werden ganz allgemein sehr viele verschiedene Möglichkeiten für Veränderungen der normalen Beweglichkeit angeführt, die sehr differenzierte Befunde ergeben können. Letzten Endes aber sind alle diese gefundenen Bewegungsstörungen auf ganz wenige, ja auf fast eine einzige Schlüsselposition zurückzuführen. Alle Krankheitsbilder des oberen Zervikalsyndroms können, wenn sie nach der Allgemeinuntersuchung als mögliche vertebragene Erkrankungen erkannt wurden, auf *einen* Bewegungsbefund reduziert werden. Dieser Befund ist die typische Torsionsfehlstellung Atlas/Axis.

Fast alle beschriebenen Fehlfunktionen im Bereich Atlas-Okziput-Axis-C_3 sind auf eine Fehlstellung zwischen Atlas und Axis zu beziehen, die praktisch nur als *Torsionsfehlstellung* auftreten kann.

In diesem Zusammenhang behaupte ich, daß isolierte Fehlstellungen des Atlas oder einzelner Halswirbel ab C_3 abwärts extrem selten vorkommen. Wenn sie bei der Bewegungsprüfung vorgefunden werden, können sie doch meistens auf die Torsion der Axis zurückgeführt werden. Lediglich erhebliche traumatische Schädigungen können für eventuell vorgefundene isolierte „Fehlstellungen" oder „Fehlfunktionen" in der Untersuchung verantwortlich gemacht werden. In diesen Fällen bekommt man meistens jedoch schon anamnestische Hinweise. Entgehen können sie dieser Erfahrung, wenn es sich um Folgen nach Operationen handelt, von denen der Patient nichts weiß.

In der entspannten Narkose während einer Operation, z. B. der Schilddrüse, werden besonders mit dem Kopf und der HWS oft Stellungen erzwungen und eingenommen, die durchaus geeignet sind, nachher „Fehlstellungen" und „Fehlfunktionen" an der HWS zu hinterlassen.

4

Aber auch diese Störungen lassen sich meist auf die Torsion C_1/C_2 reduzieren und entsprechend beurteilen, wobei lediglich der Befund der Bewegungsprüfung ausschlaggebend ist.

Im einzelnen sieht der Bewegungsbefund bei Torsionsfehlstellung Atlas/Axis folgendermaßen aus: Die Axis ist gedreht, der Atlas rutscht auf den Schultern der Axis zu der Seite ab, nach der gedreht ist. Der Dornfortsatz der Axis ist seitlich der Mittellinie zu tasten.

Bei der Untersuchung in entspannter Sitzhaltung des Patienten wird mit dem Zeigefinger der Dornfortsatz des 2. Halswirbels (Axis) getastet (Abb. 1). Dabei können Lageveränderungen gegenüber der Mittellinie und

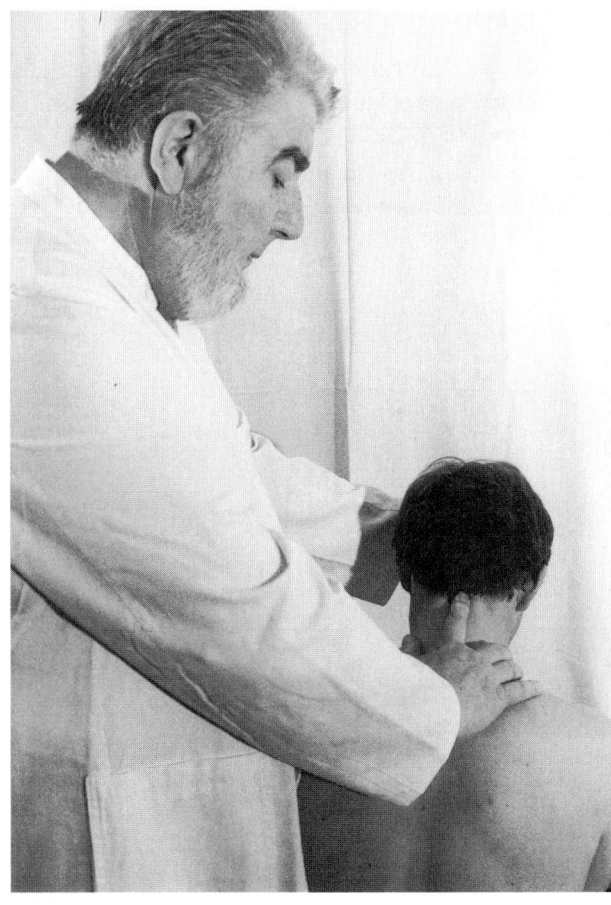

Abb. 1:   Untersuchung C_1/C_2

nach oben oder unten festgestellt werden. Bei Drehung und Neigung des Kopfes kann am Dornfortsatz gefühlt werden, ob die Axis die Bewegungen „mitmacht" oder ob nach der einen oder anderen Richtung nur ungenügende oder gar keine Bewegung stattfindet.

Aus der gleichen Handstellung heraus werden mit Daumen und Mittelfinger die Querfortsätze des Atlas getastet (Abb. 2). Man kann auch mit beiden Händen (Mittelfinger) die Atlasquerfortsätze tasten, die Hände dann abspreizen und so etwa Stellungsänderungen des Atlas in der Horizontal- oder Frontalebene fühlen und sichtbar machen. Bei Bewegungen des Kopfes besonders in Drehung und Seitneigung kann man fühlen, ob der Atlas sich entsprechend mitdreht oder verlagert oder nicht.

Merke:
Bei Drehung der Axis nach rechts steht der rechte Atlasquerfortsatz tiefer und weiter heraus als links.

Bei der Tastung des rechten Atlasquerfortsatzes in Traktion und Rotation nach links stellt man fest,

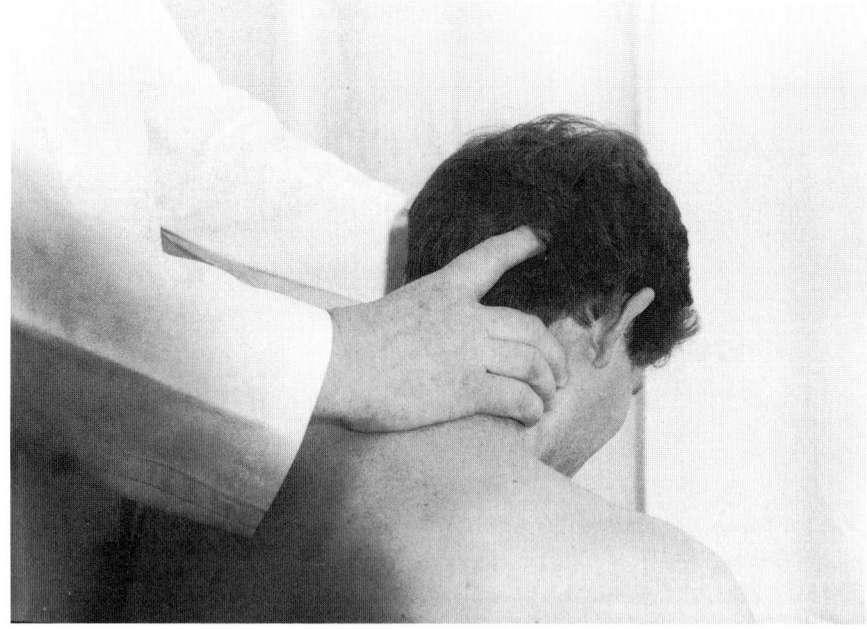

Abb. 2:   Tasten der Querfortsätze des Atlas

1. ob sich die Lage des Atlas verändert, um
2. aus dieser Stellung heraus bei vorher festgestellter freier Beweglichkeit der Rotation nach links bereits einen Repositionsschub auf den Atlas nach links auszuüben.

Bei der Bewegungsprüfung ist die Drehung der Axis nach der Gegenseite der Torsion behindert, der Atlas bleibt meist, wo er ist; er macht die Drehung gar nicht mit. Der Querfortsatz des Atlas ist auf derjenigen Seite druckschmerzhaft, zu der er herausragt. Weiter ist der Ansatzpunkt des M. levator scapulae auf der Spina scapulae derjenigen Seite schmerzhaft, zu der die Axis gedreht ist (Abb. 1 bis 3).

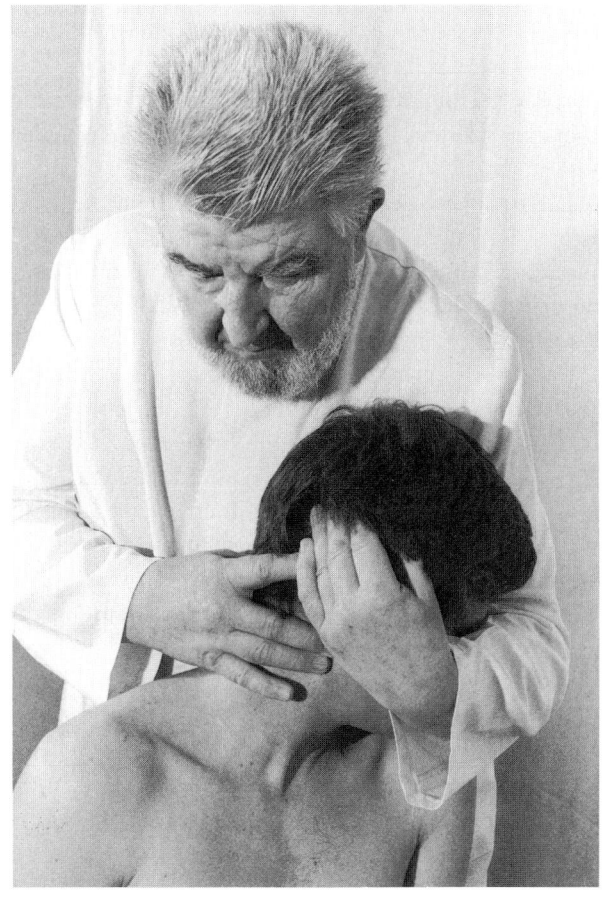

Abb. 3:   Rotationsprüfung des Atlas

Natürlich ist bei einem solchen Befund auch die Verbindung Atlas-Hinterhaupt nicht frei; dies ist aber nicht als spezielle „Fehlsituation" zu sehen, sondern erklärt sich durch den aus der Axis „erzwungenen" Torsionsbefund.

Ebenso ist die Beziehung der Axis zu C_3 zu sehen: Es gibt auch hier und weiter hinunter „Fehlbeziehungen" der Wirbel untereinander, die aber nie als isolierte Bewegungsstörungen angenommen werden dürfen, sondern sich auch durch die Torsion von C_2 erklären lassen.

Wenn sich nun in den Bewegungssegmenten C_0/C_1, C_1/C_2 und C_2/C_3 eine durch die Torsion von C_2 erzwungene Hypomobilität findet, wo werden dann die Bewegungen des Kopfes und der HWS stattfinden? Zwangsläufig müssen sie im Segment C_5/C_6 statthaben. So findet man oft gerade in diesem Segment verfrühte degenerative Veränderungen, die sich klinisch sowohl durch röntgenologische als auch durch periphere neurologische Zeichen manifestieren. Daraus entsteht vielfach der Fehlschluß, daß bei peripheren Irritationen des Segmentes und entsprechenden degenerativen Zeichen im Röntgenbild der unteren HWS die Ursache der Beschwerden eben in C_5/C_6 zu suchen sein müßte.

Schon allein der Bewegungsbefund müßte in diesen Fällen zu denken geben, der immer wieder wie folgt gefunden wird: Die Beweglichkeit in der Drehung des C_5 auf C_6 ist zu der Seite hin freier, die der Torsion des C_2 entgegengesetzt ist. Man tastet das an den Querfortsätzen, die man mit einer Hand ergreift, wenn man den Kopf dreht und seitlich neigt.

Beschwerden, die von C_5/C_6 auszugehen scheinen, sind somit zuerst auf ihre Beziehung zu einer eventuellen Torsion C_2 zu untersuchen. Denn das Segment C_5/C_6 übernimmt bei vorliegender Rotationsfehlstellung von C_2 die Bewegungen der gesamten HWS und ist daher entsprechend überlastet, obwohl gewisse Bewegungsrichtlinien (entsprechend der Torsion C_1/C_2) sowieso nur erschwert oder mit Schmerzen ausgeführt werden können. Die gefundene Fehlfunktion bei C_5/C_6 hängt meist mit einer Torsionsfehlstellung C_1/C_2 zusammen und kann eigentlich isoliert nur selten festgestellt und erklärt werden. Sie kann dann auch nicht isoliert behandelt werden, weil ohne Korrektur der Situation C_1/C_2 immer wieder Rezidive erzwungen werden, die durch die häufig notwendige Behandlung zur Hypermobilität in diesem Segment führen müssen.

Im Röntgenbild sieht man besonders in diesem Segment – wie oben schon erwähnt – degenerative Veränderungen, die zu einer isolierten Schau und Diagnosefindung verführen. Bei genauerer Analyse wird man jedoch immer wieder zum „Schlüsselpunkt" C_1/C_2 finden.

Beim Tastbefund der Torsionsfehlstellung C_1/C_2 sollten auch Anomalien des Beckens und der gesamten Wirbelsäule sowie auch eventuelle Beinlängendifferenzen (siehe dort) berücksichtigt werden.

Merke:
Immer den *ganzen* Menschen anschauen!

Besteht also die beschriebene Fehlstellung C_1/C_2, so wird man in den Bewegungsprüfungen die normalen Stellungs- und Bewegungsbeziehungen von C_1 zum Hinterhaupt (Okziput C_0) entsprechend verändert vorfinden. Man kann sogar aus der Richtung und Neigung in der Torsion des C_2 voraussagen, welche Stellung der Atlas einnehmen wird (muß) und welche Bewegungsveränderungen zwischen Atlas und Okziput gefunden werden.

Selbstverständlich sind auch klinische Beschwerden und entsprechende Symptomenbilder dann aus diesem Befund erklärlich und durchaus auf die Situation des Atlas zu beziehen. Nur zu leicht verfällt man dann in den Irrtum, daß nur der Atlas in seiner vorgefundenen Situation (und wenn noch dazu auch das Röntgenbild und sogar spezielle Aufnahmen dies zu beweisen scheinen) an dem Beschwerdebild des Patienten schuld sein kann. Dieser Irrtum wird um so naheliegender, je weniger die Situation des C_2 berücksichtigt wird und mit der gefundenen Stellung des Atlas in Beziehung gebracht wird. Deshalb sollte man immer daran denken, daß die gefundene Stellung des Atlas oft durch die Torsion mit oder ohne Neigung der Axis erzwungen wird. Klarheit schafft auch in diesen Fällen die Bewegungsprüfung: Dreht man die Axis (C_2) nach der Seite der bestehenden Torsion, so bleibt der Atlas stehen, oder er geht gar etwas in die Gegenrichtung. Nach der anderen Seite jedoch geht der Atlas weiter in die gefundene Fehlstellung hinein und blockiert schmerzhaft jede weitere Bewegung. Dies geschieht nicht nur bei Rotation, sondern auch bei Vor- und Rückneigung, die übrigens bei der Torsion ebenfalls stark behindert ist.

Man kann also sagen, daß der Atlas stets auf die Situation des C_2 reagiert und eigentlich nie umgekehrt! Ausgenommen sind jene Ursachen – z. B. angeboren oder traumatisch –, die durch direkte Einwirkung auf Hinterhaupt und Atlas für isolierte Atlasfehlstellungen verantwortlich sein können.

Daraus ergibt sich die therapeutische Konsequenz, daß lediglich eine manuelle Stellungskorrektur (Reposition) von C_2 (Axis) nötig ist, um auch Fehlsituationen und Fehlbeziehungen des Atlas zu C_2 und C_0 zu normalisieren.

Sofort nach erfolgter Reposition von C_2 wird im übrigen die Bewegung des Atlas sowohl in Beziehung zum C_2 selbst als auch zum Hinterhaupt (C_0) nach allen Bewegungsrichtungen wieder frei. Die Bewegungsprüfung bestätigt den Erfolg der Therapie.

Bei bestehender Torsionsfehlstellung mit entsprechender Hypomobilität zwischen C_1/C_2 und C_2/C_3 werden jene Bewegungen der HWS, die hier nur erschwert oder nicht mehr möglich sind, in das Segment C_5/C_6 verlagert. Hier kann man dann auch in der Bewegungsprüfung feststellen, daß jene Richtung freier beweglich wird, die an C_1/C_2 nicht mehr frei war. Sollte nach Reposition des C_2 (Axis) diese Bewegungsstörung bei C_5/C_6 noch bestehenbleiben, was natürlich mittels einer Bewegungsprüfung untersucht werden muß, so muß dann auch in einem zweiten Behandlungsgang diese Beweglichkeit wieder hergestellt werden. Meistens ist das jedoch nicht nötig, denn mit der Herstellung einer freien Beweglichkeit bei C_1/C_2 lösen sich alle anderen „Behinderungen" von selbst auf.

Ebenfalls abhängig von einer Bewegungsstörung bei C_1/C_2 kann das Segment Th_2/Th_4 für die Beweglichkeit hilfreich sein. Hat die korrigierende Stellung bei C_5/C_6 sich durch Streckstellung der HWS oder kyphotische Fehlfixation so weit immobilisiert, daß sie die ausgleichende Bewegungsfunktion für die HWS nicht mehr übernehmen kann, dann übernimmt das Segment Th_2/Th_4 diese Aufgabe. Diese ist muskulär begründet und aus diesem Grunde auch erklärlich, weil gerade die Mm. trapezius, levator scapulae, scaleni und latissimus sowie longissimus cervicis die Segmente C_2/C_4 als Sprungbrett benützen, um noch Bewegungseffekte an der unteren (aber eben auch im Bedarfsfall an der ganzen) HWS auszuführen.

Die Art der hypomobilen Situation von Th_2/Th_4 muß in jedem Fall mittels einer speziellen Bewegungsprüfung zweimal untersucht werden: einmal im Zuge der gesamten Bewegungsprüfung von HWS und BWS und ein zweites Mal nach reponierter Korrektur einer Torsionsfehlstellung von C_1/C_2 (Behandlung der Segmente C_5 bis C_7 siehe Abb. 8 bis 10, 14 bis 16).

1.2 Okzipitalneuralgie

Üblicherweise verstehen wir hierunter von einem Punkt des Hinterhaupts (meistens Muskelansatzpunkt) nach oben und auch nach vorne ausstrahlende Schmerzen, die nicht anfallsweise auftreten, oft aber lageabhängig sind. Es findet sich oft ein deutlich feststellbarer Druckpunkt, der klingelknopfartig den Schmerz auslöst.

Differentialdiagnostisch zu beachten sind:
– Drüsenschwellung
– Hauterkrankungen des Kopfes
– Narben
– Myogelosen

Beachtung verdienen immer sensible Symptome (Augenflimmern, Doppeltsehen, Hörsturz, Fazialissymptome etc.). In diesem Zusammenhang sollte auch an eine Irritation der A. basilaris gedacht werden. Es kann nur dann eine vertebragene Ursache angenommen werden, wenn die Bewegungsprüfung einen eindeutigen Befund ergibt! Das heißt: Auch hier kann eine Torsionsfehlstellung C_1/C_2 bestehen, wobei dann besonders die Beziehung C_1/C_0 durch die Bewegungsprüfung untersucht und für den okzipitalen Schmerzpunkt in Beziehung gebracht werden muß.

Bei allseits gesperrten Bewegungen besteht eine absolute Kontraindikation für die Manipulation! Hier sollte Diagnostik bis zur restlosen Abklärung der Beschwerdesymptomatik betrieben werden.

1.3 Migräne und migräneartige Krankheitsbilder

Als *Migräne* ist nur zu bezeichnen, wenn ein Kopfschmerz anfallsweise mit zirkulatorischen Erscheinungen einhergeht und nicht lageabhängig auftritt.

> **Merke:**
> Die echte Migräne hat keine Bewegungsstörung!

Daher gilt auch hier: Nach der Bewegungsprüfung ist nur dann eine vertebragene und nicht die Migräne als Ursache des Schmerzes anzunehmen, wenn wir die Torsionsfehlstellung C_1/C_2 mit entsprechenden muskulären und gelenkigen Begleiterscheinungen (auch für C_0/C_1 und C_2/C_3!) finden. Im Rahmen der Diagnostik sollten internistische und neurologische Aspekte beachtet werden.

Behandelt wird nicht das Symptom des migränoiden Schmerzes, sondern die aus der Bewegungsprüfung gefundene Bewegungsstörung, die meist der Torsionsfehlstellung C_1/C_2 entspricht (siehe oben).

1.4 Andere Krankheitsbilder

Sehr häufig sind an sich eigene Krankheitsbilder durch Fehlfunktionen der Beweglichkeit der oberen und unteren HWS zumindest mitverschuldet. Hierunter fallen z. B. der Schwindel, Sehstörungen, Tinnitus, M. Menière, pharyngeale und laryngeale Krankheitsbilder. Jahrelange erfolglose Behandlungen sind hier keine Seltenheit.

Nach allgemeiner und fachspezifischer diagnostischer Abklärung ist für den Chirotherapeuten nur der Befund der Bewegungsprüfung entscheidend, ob wir eine vertebragene Ursache für die oben geschilderten Krankheitsbilder annehmen können. Nur daraus ergibt sich eine eventuelle Indikation für den Einsatz einer manuellen Therapie.

1.5 Die Bedeutung der röntgenologischen Befunde und ihre Konsequenz für die manuelle Therapie

Bei der Beurteilung der sogenannten pathologischen Röntgenbefunde kommt man leicht in die Situation, diese falsch zu interpretieren. Es gibt gerade an der HWS viele röntgenologische Zeichen – scheinbar pathologisch –, die aber ohne die gleichzeitige Beachtung des klinischen Bildes oft fehlgedeutet werden. Es werden vielmehr aus dem Röntgenbild klinische Symptome erwartet, die in vielen Fällen gar nicht vorhanden sein müssen oder nicht durch die Wirbelsäule verursacht sind. Ein „krankhafter" Röntgenbefund der Wirbelsäule muß mit dem vorliegenden Krankheitsbild keine Beziehung haben. In diesem Zusammenhang seien zwei Fälle erwähnt:

Beispiel 1:

Im Röntgenbefund einer 43jährigen Patientin wird eine „deutliche Osteochondrose und Spondylarthrose mit Uncinatusarthrose im Bereich C_5–C_7 mit Streckstellung und Dorsaldislokation von C_6 um 3 mm" beschrieben. Das klinische Bild ist durch zirkulatorische, migränoide Schmerzanfälle halbseitig mit Augenflimmern ohne Bewegungsstörung geprägt. Ursache der Beschwerden sind Eisenmangel, präklimakterische Metrorrhagie sowie hypotoner Kreislauf.

Beispiel 2:
„Vollkommen normaler Röntgenbefund der HWS, keine krankhaften Veränderungen." Das klinische Bild imponiert mit akutem Tortikollis bei Torsionsfehlstellung Atlas/Axis nach forciertem Training eines jungen Spitzensportlers. Ferner liegt eine eindeutige Bewegungsstörung nach der Seite der Gegentorsion vor.

Im zweiten Fall hat der Röntgenologe die Zeichen der Torsionsfehlstellung C_1/C_2 übersehen. Deshalb seien die typischen röntgenologischen Zeichen an dieser Stelle herausgehoben:
– Der Dornfortsatz der Axis steht seitlich der Mittellinie.
– Der Körper der Axis *kann* an der Seite, nach der er gedreht ist, auch nach unten (gegen C_3) geneigt sein.
– Die Massae laterales des Atlas sind vom Dens ungleich weit entfernt.
– Hat der Atlas die Drehung der Axis nicht mitgemacht, so ist jener Abstand größer, der der Drehung der Axis entgegensteht.
– Hat der Atlas sich in die Richtung der Axisdrehung mitverlagert, so wird der Abstand in der Drehungsrichtung größer.
– Hat der Atlas die Drehung mitgemacht, so werden die Massae laterales im sagittalen Strahlengang verschieden breit erscheinen.

Besteht eine solche Torsionsfehlstellung C_1/C_2, so wird auch eine Streckstellung bis C_3/C_4 bestehen oder mindestens eine Aufhebung der natürlichen Lordose und des harmonischen Verlaufs der HWS im seitlichen Bild. Auch werden bei Aufnahmen in Vor- und Rückneigung deutliche Knickbildungen sowie eine Aufhebung der Lordose ab C_3 abwärts zu sehen sein.

Entsprechend meinen theoretischen Ausführungen (s. S. 8) können dann eben auch jene röntgenologischen Veränderungen bei C_5–C_7 nachweisbar sein, die zu falschen Schlüssen bezüglich der Ursache für periphere, zervikobrachiale und thorakale Symptome verführen.

In der manuellen Medizin braucht man den Röntgenbefund daher hauptsächlich zum Ausschluß gefährlicher Veränderungen im morphologischen Sinne, die jeweils eine absolute Kontraindikation für eine chirotherapeutische Manipulation darstellen!

So kann z. B. die Osteoporose klinisch noch vollkommen stumm sein, d. h., es besteht weder Schmerz noch Bewegungsstörung, und doch ist sie eine wesentliche absolute Kontraindikation für den Einsatz einer manuellen Therapie, die vielleicht wegen eines Schulterschmerzes oder einer Epikondylalgie angestrebt wurde.

Myeloische Tumoren machen oft periphere Symptome, die mit eventuell gefundenen röntgenologischen Krankheitszeichen schon im Segment differieren. Daher werden diese Zeichen fälschlicherweise als vertebragene Ursache für die eigentlichen Tumorsymptome hergenommen.

Sehr wichtig ist besonders im Okzipito-Atlas-Axis-Bereich das Erkennen von Anomalien im Röntgenbild, weil diese keinerlei klinische Symptome machen. Solche vertebragene Veränderungen stellen eine absolute Kontraindikation für manuelle Manipulationen dar.

1.6 Manuelle (chirotherapeutische) Behandlung der zervikalen Syndrome

Aus der Bewegungsprüfung ergeben sich für uns drei wichtige Erkenntnisse, die für den Behandlungsentschluß entscheidend sind:

1. Sind alle Bewegungen in einem Segment gesperrt oder schmerzhaft behindert, so ist mit Sicherheit eine vertebragene Ursache auszuschließen. In diesem Fall ist *keine* Indikation für eine manuelle Therapie gegeben. Man muß diese Situation vielmehr als *absolute Kontraindikation* ansehen.

2. Wenn in der Bewegungsprüfung eines Segmentes alle Bewegungen sowohl aktiv wie passiv frei und schmerzlos durchgeführt werden können, ist *keine* vertebragene Ursache eines vorhandenen Schmerzzustandes anzunehmen. Also besteht auch hier *keine* Indikation für eine manuelle Therapie.

3. Findet man in der Bewegungsprüfung eines Segmentes eine oder mehrere Richtungen zwar schmerzhaft eingeschränkt oder gar gesperrt, aber eine Richtung schmerzfrei beweglich, so ist eine vertebragene Ursache möglich, und es kann eventuell eine Indikation für eine manuelle Therapie bestehen.

Aus diesen drei Erkenntnissen ergibt sich für uns eines der wesentlichsten Prinzipien der manuellen Medizin.

Merke:
Ohne gründliche Allgemeinuntersuchung, Röntgenaufnahmen und Bewegungsprüfung darf es keine manuelle (chirotherapeutische) Behandlung geben!

Die eigentliche Behandlung im Sinne der manuellen Therapie (Chirotherapie) gliedert sich in drei voneinander getrennte, letztlich aber zusammengehörende, einem Ziele dienende Aktionen:

– Weichteiltechnik
– mobilisierende, artikulierende Technik und
– Behandlung mit gezielten Handgriffen (= die manuelle Manipulation)
  Die *Weichteiltechnik* bei der Behandlung der HWS besteht in
– Kneten
– Dehnen
– Bindegewebsmassage, Streichen
– Domnicksche Extensionsmassage

Im Sinne der klassischen Massage (ohne Klopfen und Schlagen) werden die Muskelbäuche an der HWS erfühlt und besser am sitzenden oder auch

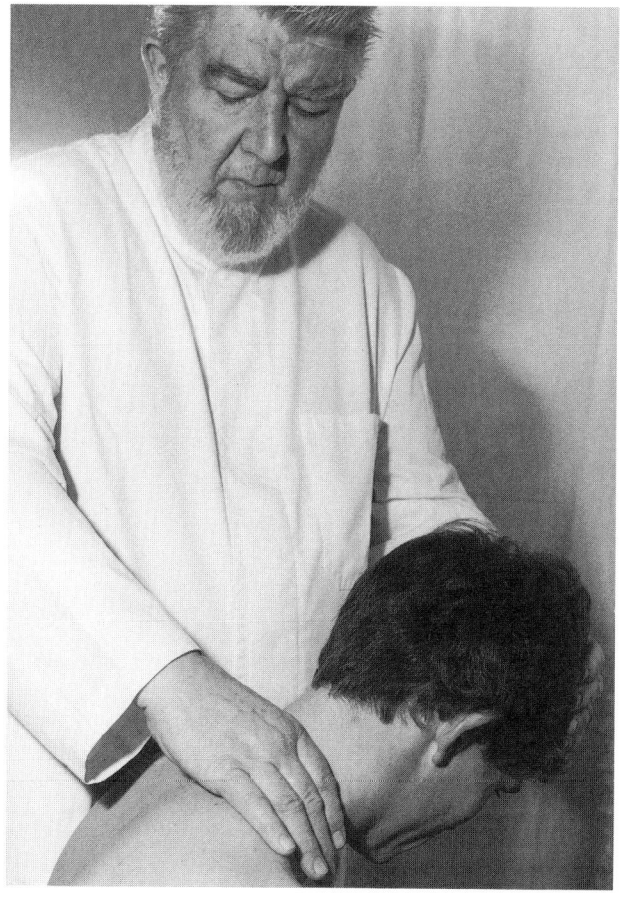

Abb. 4:   Domnicksche Extensionsmassage

am liegenden Patienten geknetet und sanft ausgestrichen, wobei man immer den ganzen Schultergürtel mitstreichen muß. Hier sollte man über die Schulterhöhe zu beiden Seiten hin abstreichen. Während des Streichens kann schon eine leichte Dehnung der einzelnen Muskeln stattfinden. Ferner kann schon eine leichte Drehung des Kopfes und der HWS durchgeführt werden, wobei gleich jene Bewegungsrichtung ermittelt und verstärkt eingeschlagen wird, die leicht bzw. schmerzfrei möglich ist.

Bei der Domnickschen Extensionsmassage wird der Kopf des Patienten in jene Richtung gedreht, die vorher bei der Bewegungsprüfung als frei ermittelt wurde, und mit einer Hand oder der Ellenbeuge des Behandlers festgehalten. Mit der anderen Hand (der Gabel zwischen Daumen und der Handfläche) streicht man schraubend und drehend von C_7 nach oben (Abb. 4), bis man an die Hinterhauptsschuppe anstößt. Da hält man an und hebt diese ganz leicht ca. 2–3 Sekunden lang etwas nach oben. Die andere Seite (Abb. 5) nach Wechsel der haltenden und streichenden Hand wird ebenso behandelt, wenn in der Bewegungsprüfung diese Drehungsrichtung ebenfalls frei möglich war.

Die Domnicksche Extensionsmassage ist geeignet für alle jene Patienten,

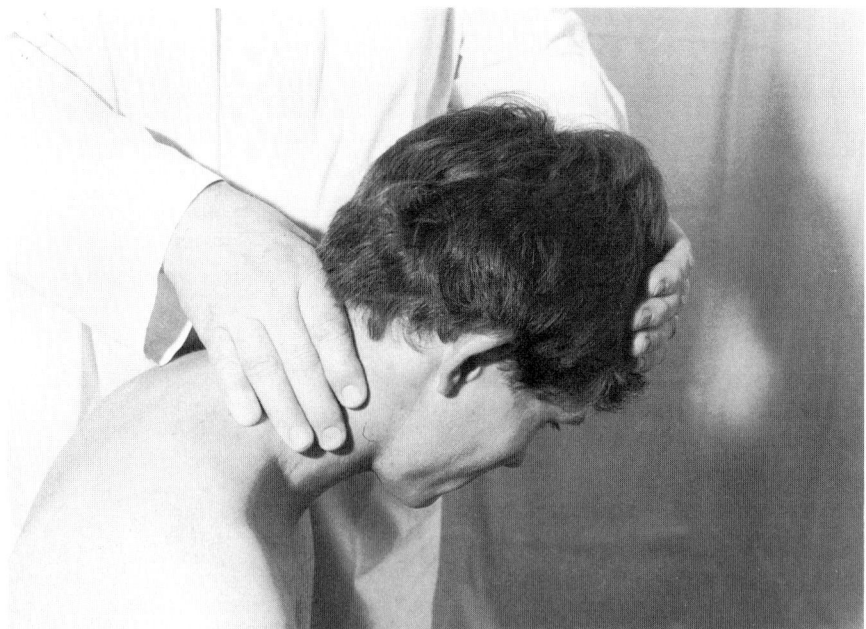

Abb. 5: Domnicksche Extensionsmassage

die einer eigentlichen manuellen und manipulativen Therapie nicht zugänglich sind. Das sind hauptsächlich Patienten, die an altersbedingten degenerativen Veränderungen der HWS leiden. Dann sind meist alle Bewegungen endgradig schmerzhaft eingeschränkt und führen zu einer teilweise starken Behinderung aller Lebensbereiche.

Der Zustand der Gefäße, der Blutdruck, die altersbedingte Kreislaufsituation, vielleicht auch andere Erkrankungen des Stoffwechsels und des Herzens verbieten eingreifende Therapien am Bewegungsapparat. In all diesen Fällen kann mit einer *sanften* Weichteiltherapie sehr viel geholfen werden, ohne daß die Gefahr besteht, mit abrupten Eingriffen Komplikationen zu erzeugen. Auch kann mit dieser Therapie eine oft unnötige medikamentöse Belastung vermieden werden.

Die *artikulierende, mobilisierende Technik* dient dazu, in weichen Bewegungen ohne spezifischen Druck und Zug und ohne spezielle Richtung möglichst alle Gelenksebenen der HWS zu mobilisieren. Schmerzhafte Bewegungsrichtungen werden nicht ausgeführt. Diese Tätigkeit wird am besten am liegenden Patienten gemacht.

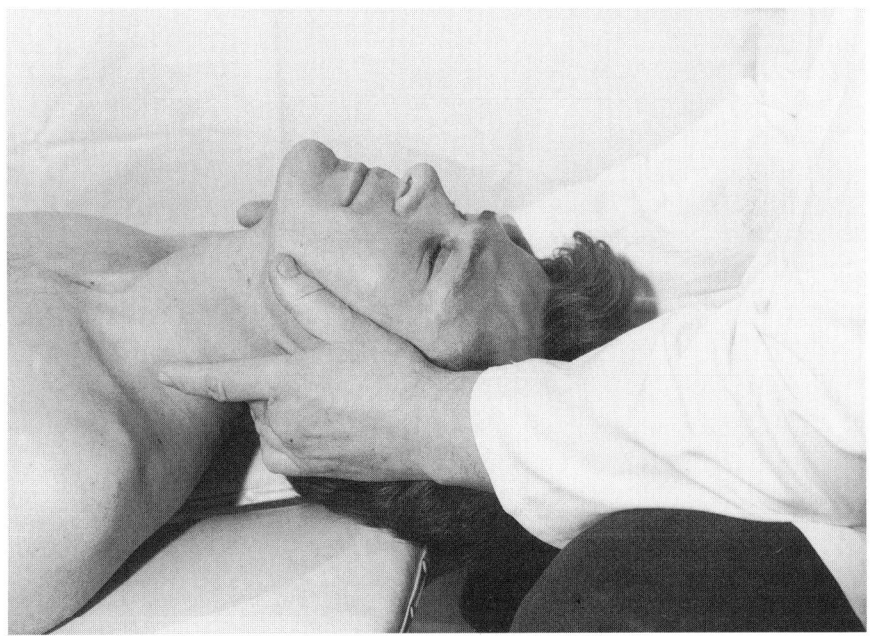

Abb. 6: Hyperextension in den Kopfgelenken

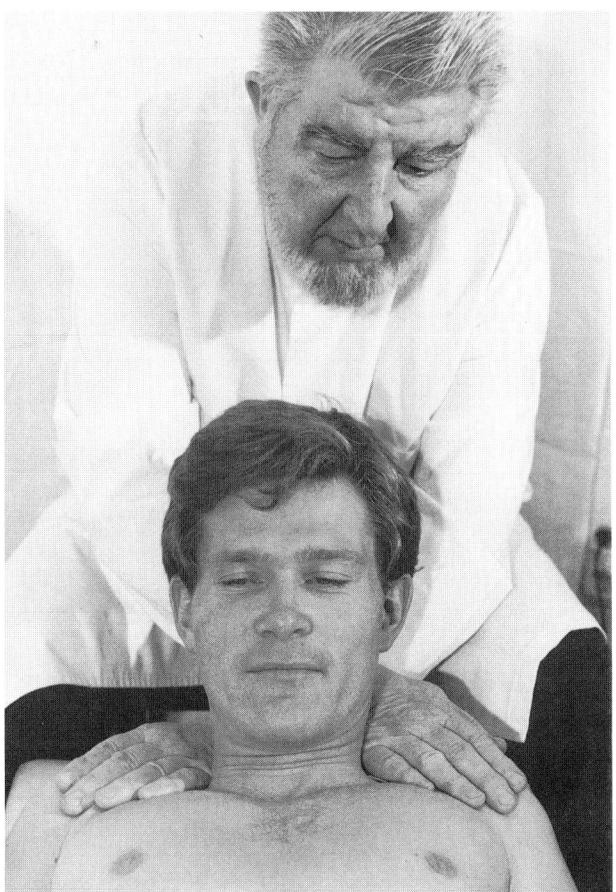

Abb. 7: Mobilisierende Dehnung der HWS
         in Vorbeugung des Kopfes

Bei der Hyperextension in den Kopfgelenken (Abb. 6) können unter Streichen und lockerem Mobilisieren schon ganz differenzierte Schmerzpunkte
und Bewegungsstörungen objektiviert werden. Gleichzeitig wird aus dieser
mobilisierenden „Untersuchung" heraus die manipulative Therapie fortge-
setzt.

Bei der mobilisierenden Dehnung (Abb. 7) wird der Kopf des Patienten
auf die gekreuzten Unterarme des Arztes gelegt, der seine Hände an den
Schultern des Patienten abstützt. Aus dieser Stellung wird der Kopf des
Patienten in rhythmischen Bewegungen nach vorne gebeugt. Diese Aktion

kann noch isometrisch verstärkt werden, indem die Vorbeugung etwa 6–7 Sekunden gedehnt festgehalten wird. Hernach tritt wieder Entspannung durch Zurücklegen des Kopfes ein. Bei dieser Technik ist es wichtig, daß Patient und Arzt miteinander *atmen:* bei Vorbeugung Ausatmung, bei entspannter Zurücklage Einatmung.

Bei der HWS-Extension im Liegen (Abb. 8) umfaßt eine Hand des Arztes, der am Kopfende des Patienten steht, sanft das Kinn des auf dem Rücken liegenden Patienten; die andere Hand umgreift so die obere HWS, daß noch ein Teil der Handfläche den Hinterkopf erfaßt. Aus dieser Stellung läßt der

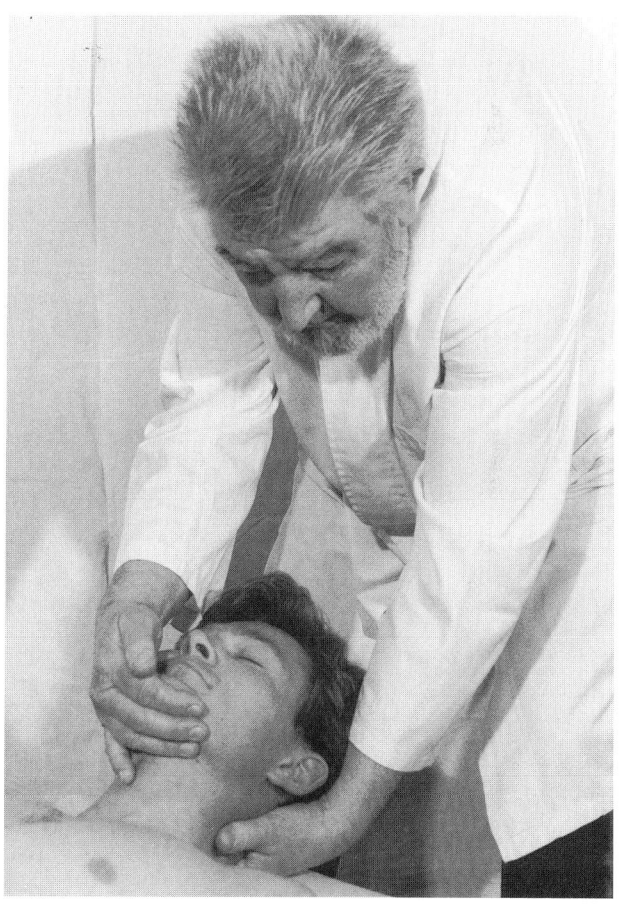

Abb. 8:   Extension der HWS im Liegen

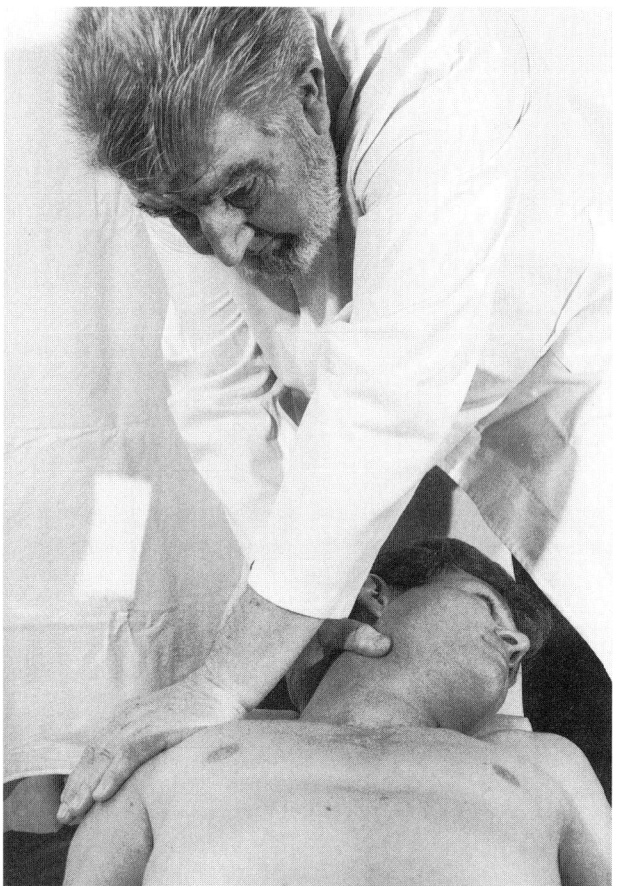

Abb. 9:   Traktion der HWS in Rücklage des Patienten

Arzt seinen Körper leicht zurücklehnen. Dabei sollte nicht aktiv mit den Armen gezogen werden, sondern durch das Zurücklehnen allein eine Dehnung erreicht werden. Eine Hyperlordosierung der HWS muß in jedem Fall vermieden werden. Bei der Dehnungsaktion, die wieder rhythmisch oder auch isometrisch durchgeführt werden kann (Festhalten der Dehnung für ca. 6–7 Sekunden), sollen Patient und Arzt gemeinsam ausatmen!

Bei der Traktion der HWS (Abb. 9) steht der Arzt am Kopfende des in Rückenlage befindlichen Patienten. Eine Hand hält mit ausgestrecktem Arm die Schulter des Patienten am Tisch fest. Die andere Hand umfaßt von oben her die obere HWS und den Hinterkopf des Patienten, dreht den Kopf von der festgehaltenen Schulter weg und führt in dieser Stellung eine Dehnung durch, die rhythmisch vor sich geht, ja auch in der Traktion ca. 6–7 Sekunden festgehalten werden kann. In der Dehnung erfolgt die Ausatmung.

Bei entsprechender Vorsicht und angepaßter Sanftheit kann diese Therapie bis ins hohe Alter der Patienten sinnvoll angewandt werden.

Bei der *Behandlung mit gezielten Handgriffen – Manipulation –* müssen wichtige Regeln beachtet werden:
- Die Regel der Schmerzlosigkeit!
- Die Regel der manipulativen Bewegung in die freie Richtung!
- Es muß Klarheit über die Höhe und das Segment der hypomobilen Läsion bestehen. Das Maß der Hypomobilität kann von leichter Behinderung der Beweglichkeit bis zur sogenannten Blockierung gehen.

Die Vorbereitung zur Manipulation geschieht über die Druckpunktnahme.

Über spezielle Grifftechniken wird dabei:
1. Facettenschluß = gelenkiger Schluß zweier benachbarter Wirbel,
2. Bandstraffung und
3. Fixation des darunter liegenden nächstfolgenden Wirbels erreicht.

Da Rotation und Seitneigung in der HWS immer entgegengesetzt sind, entsteht anatomisch auf der Seite, nach welcher der Hals geneigt ist, Facettenschluß.

Bandstraffung hingegen wird auf der Seite eintreten, nach welcher gedreht ist. Die Schubkraft der manipulierenden Aktion sollte in Richtung der Gelenksebene vor sich gehen:

Der Scheitelpunkt der Seitneigung sollte in Höhe der Läsion sein!

Es gibt in der älteren osteopathischen und chiropraktischen Literatur, aber auch in den aktuellen Werken der manuellen Therapie Beschreibungen für zahlreiche, ja fast unübersehbar viele Grifftechniken zur Behandlung von Fehlfunktionen einzelner Wirbel und ihrer Gelenke an der HWS.

Von C_0/C_1 bis zur Beziehung C_7/Th_1 werden alle möglichen Fehlstellungen (Neigung, Drehung, Kippung und Verschiebung) segmental „reponiert" und dazu spezielle Griffe angegeben. Diese Fülle von Grifftechniken verwirrt den Lernenden, genauso aber auch denjenigen, der in den einzelnen Aktionen den übergeordneten Sinn sucht und vermutet, daß es da doch einen „Schlüsselpunkt" geben muß, der für viele vorgefundene Veränderungen verantwortlich ist.

Meines Erachtens haben wir diesen Schlüsselpunkt für die HWS in der Torsionsfehlstellung C_1/C_2 vorliegen.

Aus diesem Grunde bin ich mit der Auswahl der „Grifftechniken" für die HWS sehr sparsam, lege aber Wert darauf, daß der entscheidende Drehzugrepositionsgriff in der Indikationsstellung, in der vorbereitenden Technik sowie letztendlich in der Ausführung selbst absolut sicher, genau und schonend durchgeführt wird.

Selbstverständlich ist nach der Durchführung der Drehzugmanipulation an C_1/C_2 wiederum eine Bewegungsprüfung durchzuführen. Je länger eine Torsionsfehlstellung C_1/C_2 bei einem Patienten bestanden hat, desto eher werden stellungsbedingte Veränderungen an C_5/C_6 oder Th_2/Th_4 festgestellt werden können, weil sie ja sozusagen „muskulär erzwungen" wurden.

Wie schon besprochen, wird durch die korrekte Reposition von C_1/C_2 in den meisten Fällen die Ursache für weiterreichende Fehlbeziehungen einzel-

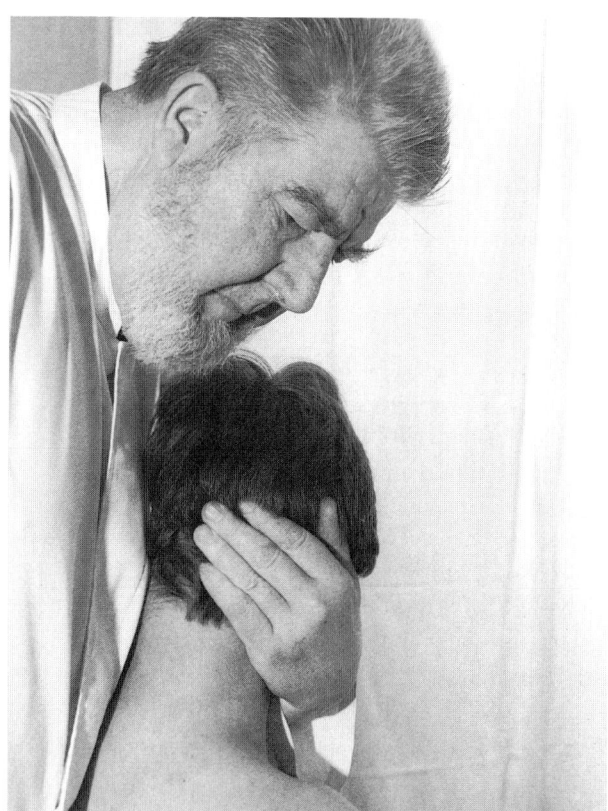

Abb. 10: Grundstellung der Drehzugrepositionen
an der HWS

ner Wirbel untereinander behoben, und es sind dann oft zusätzliche Griffe für andere Segmente nicht mehr nötig.

Im Folgenden sollen nun die bedeutsamen Grifftechniken erläutert werden. Bei der Drehzugreposition (Abb. 10) wird folgendermaßen vorgegangen: Der Patient sitzt entspannt; der Unterarm des Arztes umfaßt zart und locker den Unterkiefer des Patienten, und die Hand ruht so auf dem Hinterkopf, daß die ulnare Handkante des Arztes mit dem Okziput abschließt. Zur Rotation nach links gehört eine Neigung der Halswirbelsäule nach rechts. In dieser Lage muß Körperkontakt des Arztes mit dem Patienten bestehen, und

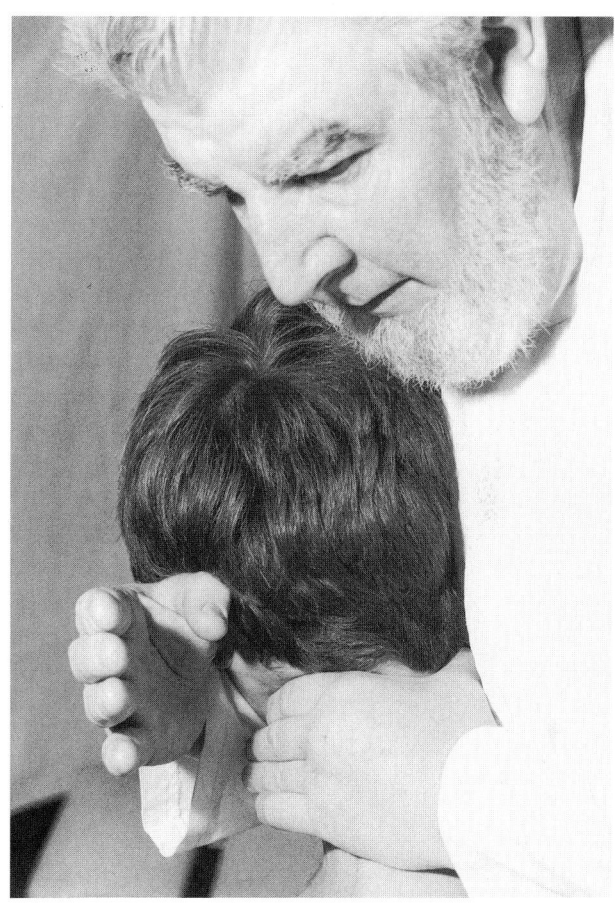

Abb. 11a: Drehzugkontaktgriff zur Reposition
            einer Torsionsfehlstellung der Axis

unter synchroner Ein- und Ausatmung läßt sich der Patient in den Unterarm des Arztes entspannt hineinsinken. Dieser sogenannte Ellenbogenhang ist die Grundstellung für die folgenden gezielten Manipulationen.

Die Bewegungsprüfung hat ergeben, daß die Rotation der Axis nach links eingeschränkt, nach rechts aber frei war. Nach Einnahme der Grundstellung (Abb. 10) werden zur Fixation des Segmentes C_2/C_3 mit Daumen und Zeigefinger der linken Hand (bei Drehung nach links mit der rechten Hand) die Querfortsätze C_3 festgehalten (Abb. 11a und b).

Nun erfolgt die Rotation in die freie Richtung und Neigung der Halswir-

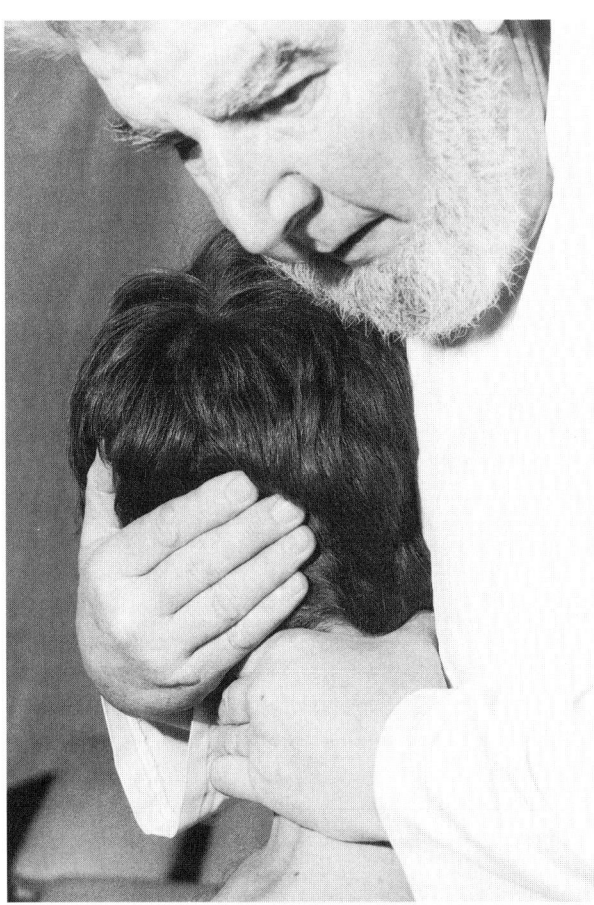

Abb. 11b: Drehzugkontaktgriff zur Reposition
einer Torsionsfehlstellung der Axis

belsäule in die Gegenrichtung (Abb. 12). Maximalpunkt der Neigungskonkavität befindet sich in Höhe C_3. Diese Stellung wird bis zum Anschlagpunkt in beiden Richtungen eingenommen. Das ist der Punkt, an dem ohne Schmerz und Gegenspannung des Patienten keine weitere Bewegung mehr möglich ist. Der bewegende Arm schließt nun mit der ulnaren Handkante über dem Hinterkopf des Patienten (Abb. 13a und b). Nach gemeinsamem Ein- und Ausatmen von Patient und Arzt läßt sich der Patient ausgeatmet in den bewegenden Arm des Arztes hineinsinken, wodurch eine leichte, sanfte Traktion mit Rotation in die gewünschte Richtung von selbst zustande kommt.

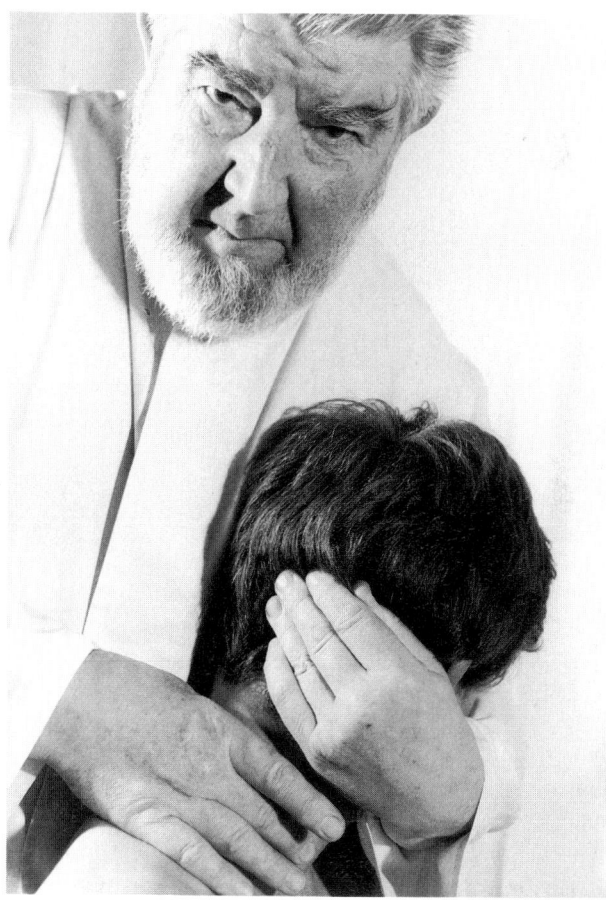

Abb. 12:   Drehzugkontaktgriff zur Reposition
einer Torsionsfehlstellung der Axis

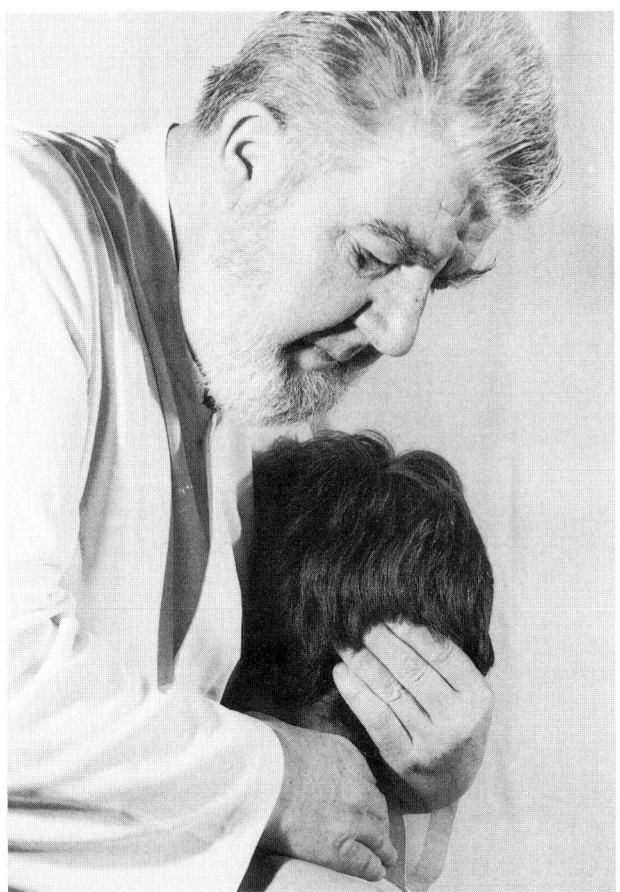

Abb. 13a: Drehzugkontaktgriff zur Reposition
einer Torsionsfehlstellung der Axis

Zur Beseitigung einer Hypomobilität, zwischen z. B. C_5 und C_6, benutzen wir ebenfalls den Drehzugkontaktgriff (Abb. 14). Die Bewegungsprüfung hat vorher eine Einschränkung der Rotationsbewegung nach links ergeben. Nach Einnehmen der Grundstellung (Abb. 10) erfolgt die Drehung der HWS nach rechts und Neigung nach links mit Konkavmaximum bei C_5, bis der Anschlagpunkt erreicht wird. Nach gemeinsamer Ein- und Ausatmung des Arztes mit dem Patienten läßt sich dieser in den bewegenden rechten Arm des Arztes fallen. Die fixierende linke Hand muß dabei absolut ruhig bleiben.

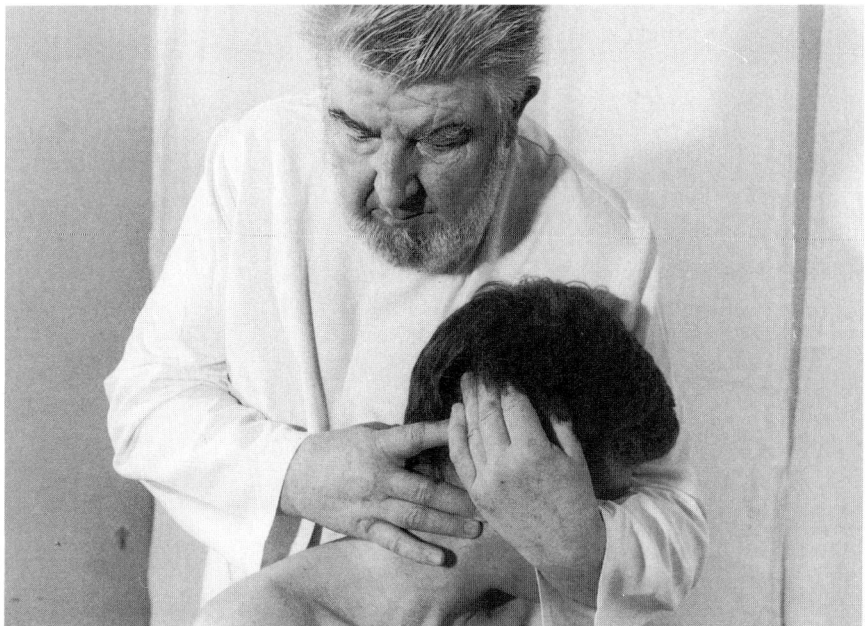

Abb. 13b: Drehzugkontaktgriff zur Reposition
einer Torsionsfehlstellung der Axis

Die Bewegungsprüfung hat eine Rotationsfehlstellung von C_7 nach links mit Einschränkung der Neigung der Halswirbelsäule nach links ergeben. Die Indikation zur Kontaktreposition in Seitneigung ist gegeben. Mit dem rechten Daumen wird Kontakt am Dornfortsatz C_7 genommen. Mit sanfter, aber sehr schneller Neigung der Halswirbelsäule nach rechts hin wird ein gleichzeitiger Druck mit dem rechten Daumen nach links ausgeführt (Abb. 15). Die Stellung der Halswirbelsäule soll dabei so weit gestreckt sein, daß ein Anschlagpunkt zwischen C_6 und C_7, an welchem der Daumen ansetzt, erfühlt werden kann.

Die Bewegungsprüfung hat ergeben, daß C_5 eine Rotationsfehlstellung nach links aufweist und gleichzeitig die Neigung nach rechts im Segment C_5/C_6 eingeschränkt ist. Im seitlichen Röntgenbild sieht man bei einem solchen Tastbefund eine Streckstellung der HWS, die bis zum kyphotischen Knick gehen kann. In dieser Situation kann die Reposition in Seitneigung erfolgen (Abb. 16). Dazu werden die Querfortsätze C_6 mit Daumen und

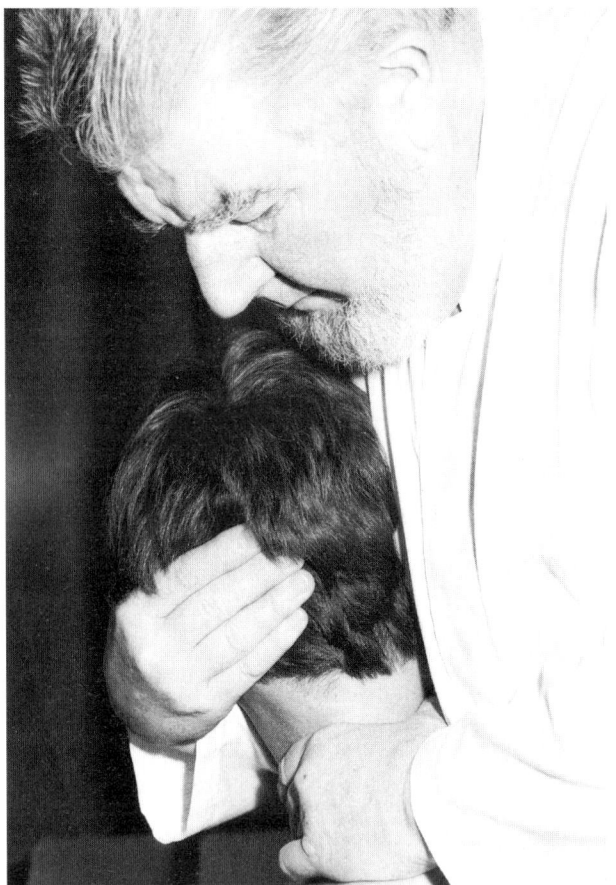

Abb. 14:   Drehzugkontaktgriff für C_5

Zeigefinger der linken Hand fixiert. Die Halswirbelsäule wird bis zum Anschlagpunkt nach links mit Konkavmaximum bei C_5/C_6 geneigt.

Nach Erfühlen des Anschlagpunktes erfolgt die Verstärkung der Neigung
mit einem ganz kurzen sanften, aber sehr schnellen Ruck.

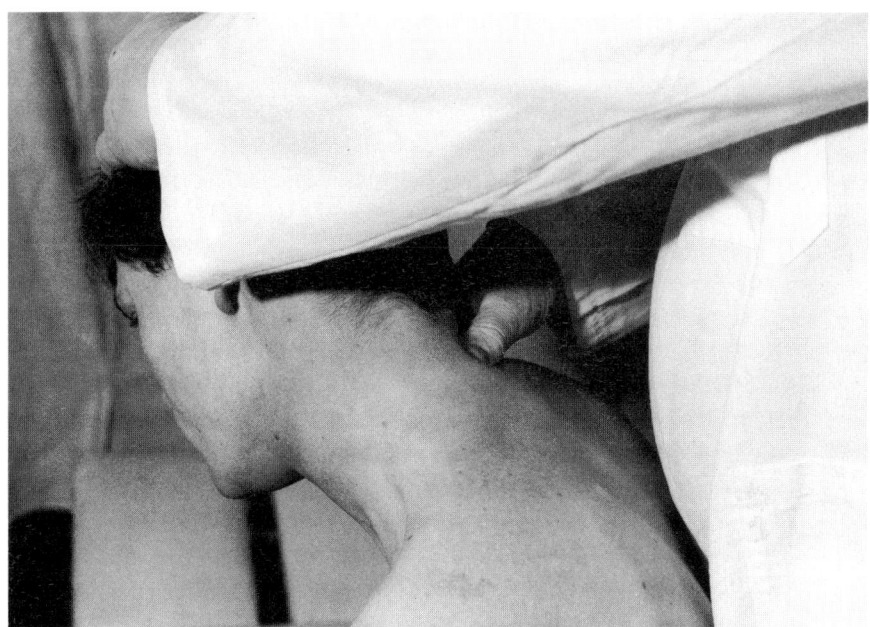

Abb. 15: Kontaktreposition von C_7 in Seitneigung

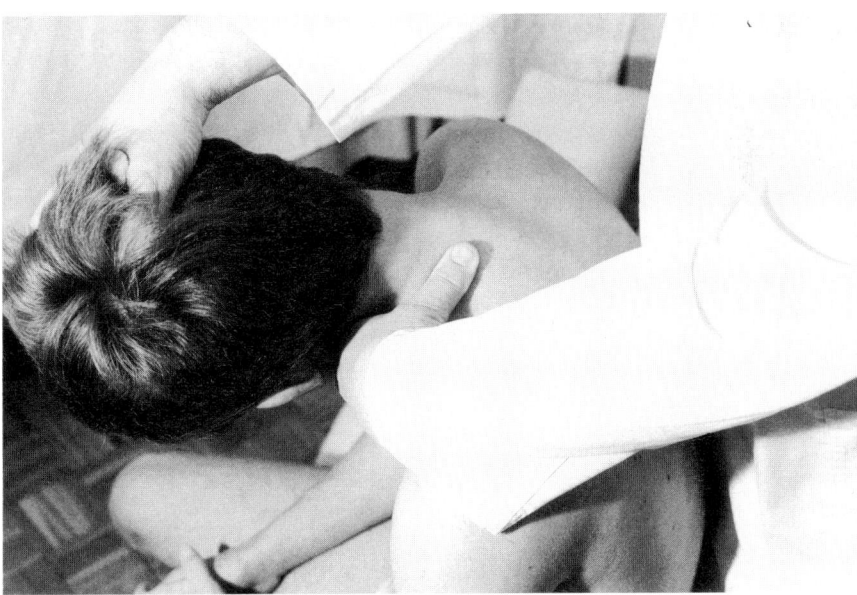

Abb. 16: Repositionsgriff für C_5 in Seitneigung

2 Die Krankheitsbilder des unteren Zervikalsyndroms

2.1 Unteres „Quadrantensyndrom"

Es handelt sich um ein typisches Krankheitsbild mit einseitiger Ausstrahlung aus den Segmenten C_5 bis Th_4. Bei diesen Fällen muß genau untersucht werden, denn allein Schmerz und Bewegungsstörung im jeweiligen Segment sprechen für eine vertebragene Ursache. Anamnestisch müssen Unfälle, Sport oder Arbeiten in Fehlhaltungen abgefragt werden. Differentialdiagnostisch muß an interne Erkrankungen gedacht werden, wie z. B. Infarkt, Pneumonie, beginnendes Bronchuskarzinom, Tuberkulose, Larynxerkrankungen u. a. Bei all diesen Erkrankungen fehlt jedoch die segmentale Bewegungsstörung.

Im Röntgenbild imponiert eine Streckstellung der HWS von C_3 abwärts, die aber auch durch eine Torsion C_1/C_2 bedingt sein kann, wie oben schon ausgeführt.

Ein Quadrantensyndrom macht in aller Regel segmentale Bewegungsstörungen. Einen Sonderfall des Quadrantensyndroms stellt der sogenannte akute Tortikollis dar. Es handelt sich dabei um eine akute zervikale Wirbelgelenkblockierung.

Mit Hilfe der Bewegungsprüfung ist das betroffene Gelenk festzuhalten. Das klinische Bild ist durch Drehung des Kopfes zur einen und Neigung zur anderen Seite geprägt. In diesem Zusammenhang sei noch einmal erwähnt, daß in dem Fall, in dem alle Bewegungen gesperrt sind, *keine* vertebragene Ursache anzunehmen ist. Wenn *eine* freie Bewegungsmöglichkeit vorhanden ist, kann eine vertebragene Ursache angenommen werden.

Differentialdiagnostisch sollte an alle chronisch entzündlichen Erkrankungen des Kopfes und Halses sowie aber auch an beginnende tumoröse Veränderungen gedacht werden. Der Torticollis spasticus ist eine typisch psychiatrische Erkrankung.

Beim Röntgen sollten immer Funktionsaufnahmen der HWS durchgeführt werden (Vor- und Rückneigung, eventuell Seitneigung). In jedem Fall sollte eine Atlas-Axis-Aufnahme dabei sein.

Bei der Therapie kommen dieselben Techniken zur Anwendung wie sie für die obere HWS beschrieben wurden. Wenn eine Torsionsfehlstellung

C_1/C_2 festgestellt wurde, die als Ursache für das Krankheitsbild u. a. auch in Frage kommt, soll natürlich diese reponiert werden. Die sekundäre Hypomobilität bei C_5/C_6 kann dann mobilisatorisch gelöst werden.

2.2 Reines Schmerzsyndrom des Trapeziusrandes und der Schulter ohne radikuläre Ausstrahlung

Beim reinen, die untere HWS und den Schultergürtel betreffenden Schmerzsyndrom ist für die Beurteilung die Bewegungsprüfung aller Segmente der HWS bis Th_4 entscheidend. Finden sich keine Bewegungsstörungen, kann man eine vertebragene Ursache praktisch ausschließen. Ursache in solchen Fällen ist meist eine fokaltoxische Entzündung oder eine sportliche bzw. arbeitsbedingte muskuläre Fehlbelastung. Ein Röntgenbild ist unerläßlich!

Die Therapie richtet sich nach der Ursache. Die vertebragene Störung erfordert eine chirotherapeutische Behandlung. Anderenfalls ist die kausale bzw. rein physikalische Therapie erfolgversprechend.

2.3 Das „klassische" Schleudertrauma

Ich verweise auf die entsprechende aktuelle Literatur, welche dieses Thema ausführlich behandelt.

Allerdings entsteht gerade beim Schleudertrauma oft eine echte Torsionsfehlstellung C_1/C_2, die sowohl beim Röntgen als auch in der Bewegungsprüfung übersehen und negiert wird. Die begleitenden Fehlfunktionen bei C_5/C_6 mit all ihren Folgen sind dann klar daraus abzuleiten, werden aber meist fälschlicherweise als primäre Ursachen für die geklagten Beschwerden angenommen.

An dieser Stelle sei der Hinweis erlaubt, daß beim Schleudertrauma vor Abschluß der versicherungsrechtlichen Situation keine manuelle Therapie durchgeführt werden sollte, sonst droht der Regreß. Der Patient könnte nämlich dann behaupten: „Seit der Behandlung habe ich Schmerzen..."

2.4 Das Schulter-Arm-Syndrom

Das Krankheitsbild ist gekennzeichnet durch typische Schmerzausstrahlung vom Hals über die Schulter, die Außenseite des Armes bis in die Hand. Die

Innenseite des Armes ist eigentlich nie betroffen. Die Ausstrahlung geht hier entsprechend der Höhe der segmentalen Läsion des Plexus brachialis in die Peripherie.

Es muß allerdings von Anfang an geklärt werden, ob die ausstrahlenden Schmerzen tatsächlich von der HWS ausgehen oder ob eher bereits periphere Erkrankungen in Frage kommen. Bewegungsprüfung und Segmentbestimmung sind wichtige Bestandteile der Untersuchung.

Bei zervikaler Ursache für einen Schulterschmerz sind folgende Symptome bzw. Befunde wegweisend:

– unbestimmte Schmerzausbreitung im ganzen Schultergelenksbereich
– keine Bewegungsstörung im Schultergelenk
– Ausstrahlung auf die Oberarmknorren
– deutliche Ausstrahlung in die Hand mit abgrenzbarer Höhenlokalisation
– periphere neurologische Zeichen (Parästhesien, Paresen, Atrophien)
– keine zirkulatorischen Zeichen
– deutlich abhängig von bestimmten Bewegungen in HWS-Segmenten: „Klingelknopf-Phänomen"

Differentialdiagnostisch tritt beim Karpaltunnelsyndrom ein lokaler Schmerz an der ganzen Hand mit deutlichen zirkulatorischen Zeichen (teigige Schwellung der Finger, eventuell der ganzen Mittelhand) auf.

Die Schmerzausstrahlung in den oberen Thorax ist vertebragen. Eine Bewegungsprüfung für den HWS-BWS-Übergang bringt Klarheit. Dieser Schmerz kommt meist aus den Segmenten C_7 bis Th_4. In diesen Segmenten ist eine besonders genaue Differentialdiagnose nötig, um Fehlschlüsse zu vermeiden!

Denn aus diesen Segmenten kommt auch die sogenannte zervikobrachiale Neuritis. Es handelt sich dabei um einen heftigen, meist lage-, aber nicht bewegungsabhängigen Schmerz in den Oberarm. Typisch ist die Schonhaltung des Armes, abgewinkelt an den Körper gelegt, verbunden mit Neigung des Kopfes zur Gegenseite. Periphere neurologische Symptome sind selten. Hier muß man eine Radikulitis annehmen, die auch fokaltoxisch induziert sein kann. Eine umfangreiche Diagnostik muß Erkrankungen der Mandeln, Nasennebenhöhlen bzw. der Zähne abklären. Können die Beschwerden auf eine Neuritis zurückgeführt werden, ist eine Neuraltherapie empfehlenswert.

Merke:
Im akut entzündlichen Stadium keine Physikotherapie, keine Massage und auch keine Manipulation!

Wird durch die Bewegungsprüfung nachgewiesen, daß eine vertebragene Fehlstellung in einem Segment besteht, auf die sich die Entzündung aufgepflanzt hat, so kann nach Abklingen der entzündlichen Erscheinungen in diesem Segment auch in die freie Richtung manipuliert werden.

3 Die thorakalen Spondylopathien

3.1 Rein muskuläre Schmerzen, sogenannte Rippensyndrome

Die in diesem Kapitel besprochenen Krankheiten bedürfen in der Regel einer gründlichen allgemeinmedizinischen Abklärung. Ein Röntgenbild ist immer nötig! Neben der Bewegungsprüfung und der muskulären Untersuchung muß auch die Atmung beachtet werden.

Ohne Bewegungsstörung ist keine vertebragene Ursache anzunehmen. Das Krankheitsbild wird oft bei eventuell schmerzhaften Druckpunkten über den Kostovertebral- oder Sternokostalgelenken als „Rippensyndrom" bezeichnet und manuell „behandelt". Insbesondere das Symptom der sogenannten ersten Rippe wird in der neueren Literatur, auch in Kursen und Übungen überbewertet, und daher werden hier Manipulationen angegeben und durchgeführt, die oft überflüssig sind.

Ich behaupte, daß es keine isolierten Rippenfehlstellungen gibt. Vielmehr sind alle Rippen auf die Lage des Wirbels, an dem sie gelenkig hängen, in ihrer Stellung und Bewegungsfunktion angewiesen und gebunden. Damit werden auch die scheinbaren Rippenfehlfunktionen durch die manuelle Korrektur einer eventuellen Fehlstellung des zugehörigen Wirbels sozusagen von selbst korrigiert.

Selbstverständlich sind dazu eine gute *vorbereitende* Weichteil- und Mobilisationstechnik wichtig.

3.2 Neuralgiforme Schmerzen

Neuralgiforme Schmerzen im Thoraxbereich = auch sogenannte Interkostalneuralgie, Zosterneuralgie, ausstrahlende Schmerzen von einem thorakalen Rundrücken, M. Scheuermann oder Schmerzen aus gelenkigen Dysfunktionen am Rippenwirbelgelenk.

Die Bewegungsprüfung entscheidet über die Ursache und das Segment der Läsion.
- Neuralgie und Zoster haben keine Bewegungsstörung!
- Typisch für Zoster ist die Hyperästhesie im Segment, noch lange, bevor die Effloreszenzen auftreten.

- Kardial bedingte Schmerzen haben keine Bewegungsstörung und sind nicht segmental zuzuordnen!
- Nur gelenkige Dysfunktionen an Sternokostal- und Kostovertebralgelenken müssen im zugehörigen Segment eine Bewegungsstörung aufweisen! (Ist das nicht der Fall, neue diagnostische Bemühungen, bis die Ursache geklärt ist!)

3.3 Reflektorische, fortgeleitete Schmerzen

Zu den reflektorischen, sogenannten fortgeleiteten Schmerzen im Thoraxbereich gehören alle pulmonalen und Oberbauchsyndrome. In diesen Fällen finden sich keine Bewegungsstörungen; daher ist auch keine vertebragene Ursache anzunehmen.

Ist aber eine Bewegungsstörung vorhanden, so muß bei der Diagnostik eine vertebragene Ursache berücksichtigt werden. Das Segment wurde in der Regel bereits durch die Bewegungsprüfung angesprochen und festgestellt. Gerade dann ist aber dennoch eine umfassende interne Differentialdiagnostik unbedingt notwendig, bevor man sich auf die rein mechanische Ursache der Beschwerden verläßt.

Das Röntgenbild der BWS zeigt oft auffällige Befunde, die scheinbar für die geklagten Beschwerden verantwortlich sind. Im höheren Alter sieht man eigentlich regelmäßig Spondylosezacken, Bandscheibenverschmälerungen, leichte Skoliosierungen, die Teile der oder auch die ganze BWS erfassen können. Alle diese Befunde sind nur im Zusammenhang mit dem Bewegungsbefund, dem Tastbefund, den daraus resultierenden Beschwerden und dem Krankheitsbild zu sehen, bevor sie ursächlich auf die Wirbelsäule bezogen werden können.

So kann eine Spondylose, Bandscheibenverschmälerung und Skoliosierung zwischen Th_7 bis Th_9 nie als eine Erklärung für eine Interkostalneuralgie Th_{11}/Th_{12} herangezogen werden.

3.4 Anomalien, Fehlhaltungen, Skoliosen, Rundrücken, M. Scheuermann, Osteoporose

Für die in diesem Absatz angesprochenen Krankheitsbilder ist die Röntgenaufnahme das wegweisende diagnostische Kriterium. So erkannte Blockwirbel, angeborene Keilwirbel etc. machen keine Beschwerden, sind daher auch für eventuell geklagte Schmerzen nicht verantwortlich zu machen. Skoliosen, sogar schwere S-förmige Skoliosen, die schon in der LWS ihren Ursprung haben, machen ebenfalls meist keine vertebragenen Beschwerden, außer, es werden durch stärkere Fehlbelastungen muskuläre Beschwerden ausgelöst. Eine weitere Ausnahme ist dadurch bedingt, daß es auf der Höhe des Umschlagpunktes der Skoliose durch äußere Einflüsse zu einer Blockierung eines Wirbelgelenkes kommen kann. Dieses Ereignis ist selten, kann durch die Bewegungsprüfung ermittelt werden und dann entsprechend unseren Grundsätzen auch manuell behandelt und gelöst werden.

Rundrücken und M. Scheuermann sind für uns in der Untersuchung sowie auch in der Bewegungsprüfung erfaßbar; sie stellen aber sehr selten eine rein vertebragene Ursache für Schmerzen im Thoraxbereich dar. Die Problematik wird eigentlich immer durch muskuläre Imbalancen ausgelöst.

Die thorakalen Bewegungen, besonders auch die Atmung, sind in zunehmendem Alter behindert. Die Bewegungsprüfung ergibt für alle Segmente und in allen Richtungen verminderte Möglichkeiten. In diesen Fällen besteht sicher *keine* Indikation für eine manuelle Therapie. In diesem Zusammenhang soll noch einmal darauf hingewiesen werden, daß die *Osteoporose* eine der *wichtigsten Kontraindikationen* für die manuelle Therapie im Thoraxbereich darstellt!

Die differentialdiagnostische Unterscheidung der möglichen Schmerzausstrahlung ist nötig. Hier sind Irrtümer und Fehlinterpretationen vorprogrammiert, wenn nicht eine genaue segmentale Analyse vorgenommen wird. Immer jedoch ist eine *komplette* Röntgenaufnahme der Wirbelsäule notwendig. Eine Darstellung des schmerzhaften Segmentes reicht zur Dokumentation nicht aus.

Es wird heute noch diskutiert, ob bei osteoporosebedingten Veränderungen der Wirbelsäule und wohl auch des übrigen Skelettsystems physikotherapeutische Anwendungen sinnvoll sind, wie z. B. Massage, Bewegungstherapie, Fango, Gymnastik etc. Ich bin der Ansicht, daß alle diese Behandlungen bei einer echten osteoporosebedingten Schädigung des Knochens nicht vertragen werden. Auch das Gehen oder gar Laufen bzw. Wandern verursacht zusätzliche Beschwerden und ist daher vorübergehend zu vermeiden. Erst nach Wirkungseintritt der medikamentösen Therapie und der Ruhigstellung mit einem (wohl körpergerecht tragbaren) Mieder kann vielleicht langsam mit Unterwassermassage und Bewegungstherapie begonnen werden.

3.5 Die echte thorakale Wirbelgelenkblockierung

Anamnestisch liegt meist ein akutes Ereignis wie z. B. Verdrehen, Verheben oder auch längerandauernde Fehlbelastung bei Sport oder Arbeit vor. Das klinische Bild ist von einer typischen thorakalen Schonhaltung in Drehung und leichter Vorbeugung geprägt. Die Einatmung (Durchatmung) ist behindert.

Das Anfertigen einer Röntgenaufnahme ist obligat. Neben der sorgfältigen Allgemeinuntersuchung erfolgt dann die Bewegungsprüfung unter dem Gesichtspunkt der vertebragenen bzw. myogenen Verursachung. Meist besteht nur eine einseitige Blockierung.

Merke:
Jeder Gürtelschmerz bei diesem Krankheitsbild ist höchst suspekt auf gefährliche zentrale Erkrankung oder Fraktur!

Differentialdiagnostisch muß in diesem Zusammenhang an eine Gallenkolik, Hiatushernie, Pankreaserkrankung oder auch an einen Infarkt gedacht werden.

Die Bewegungsprüfung an der BWS nimmt folgenden Untersuchungsgang: Der Patient verschränkt seine Hände im Nacken, der Arzt ergreift hinter ihm stehend, von vorne her mit Hand und Unterarm den Patientenoberarm der anderen Seite und kann so die Brustwirbelsäule in höhengezielte Drehbewegungen versetzen. Mit der anderen Hand (bzw. Mittel- oder Zeigefinger) kann der Arzt jeweils die Zwischenräume der Dornfortsätze erfühlen und so feststellen, ob alle Bewegungen in den einzelnen Segmenten von den Wirbelkörpern mitgemacht werden oder ob hypomobile Segmente vorhanden sind (Abb. 17a und b). Bei der Bewegungsprüfung kann auch erfühlt werden, nach welcher Richtung die Bewegung gestört ist.

Die Ertastung der thorakalen Interspinalräume ist weiterer Bestandteil der BWS-Untersuchung, wobei durch die bewegende Hand des Arztes natürlich auch Vor- und Rückneigung sowie Drehung und Seitneigung provoziert werden können (Abb. 18). Die daraus resultierenden Bewegungen der Wirbelkörper sind aus der Differenz der Dornfortsatzabstände zu erfühlen (Abb. 19).

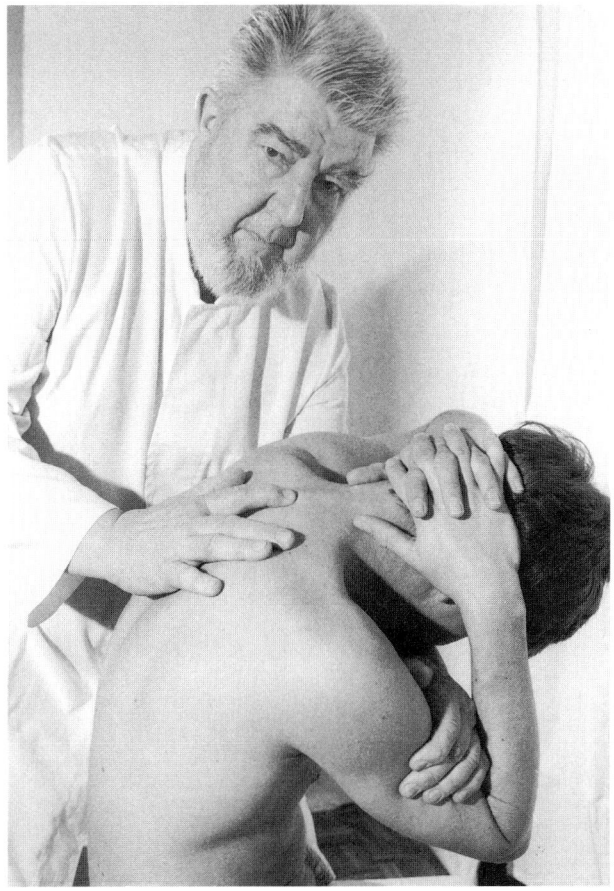

Abb. 17a: Diagnostik an der BWS

Folgende Kriterien dienen zur Differenzierung der festgestellten Bewegungsstörung:
– Nach welcher Richtung besteht Bewegungsbehinderung?
– In Ein- oder Ausatmung?
– Besteht Schmerz? (Klopf-, Druck-, Stauchungsschmerz?)
– Besteht die Bewegungsstörung wirklich an der Wirbelsäule, oder ist sie durch die Rippenwirbelgelenke beeinflußt?

39

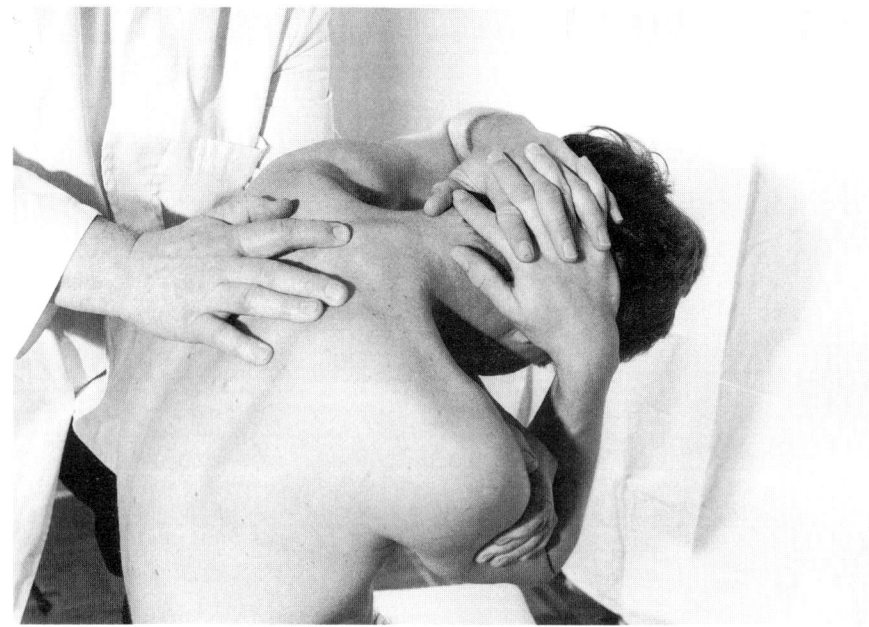

Abb. 17b: Diagnostik an der BWS

Wenn das vorliegende Krankheitsbild allgemeinmedizinisch abgeklärt ist, ein Röntgenbild angefertigt und das verursachende Segment durch die Bewegungsprüfung festgestellt wurde, sollte im Rahmen der *Behandlung* zunächst die Weichteiltechnik angewandt werden.

Hier werden vor allem die Aktionen der klassischen Massage (ohne Klopfen und Schlagen) angewandt. Für die Weichteiltechnik ist die Höhe der Läsion nicht ausschlaggebend. Sie umfaßt die *ganze* BWS. Die obere BWS

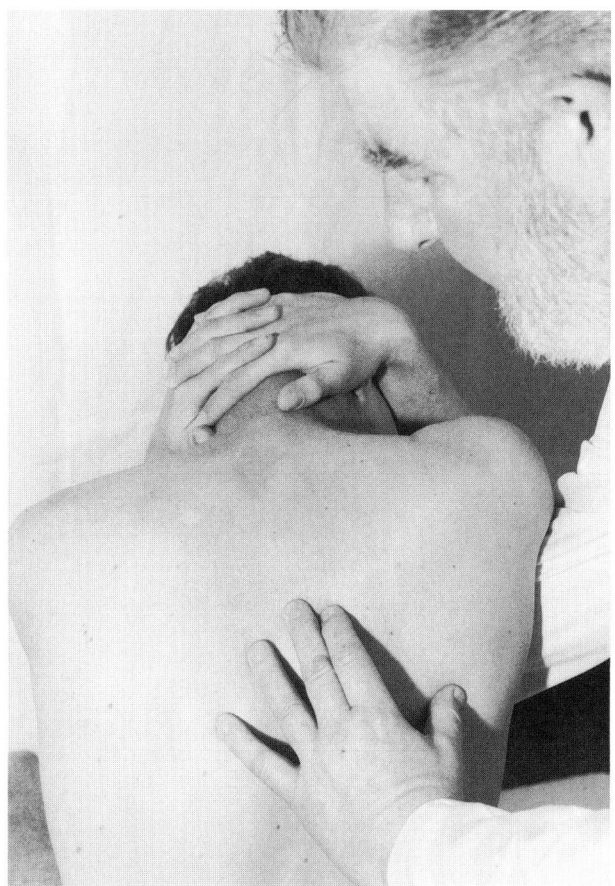

Abb. 18:   Diagnostik an der BWS

läßt sich leichter im Sitzen behandeln, der mittlere und der untere Bereich besser in Bauchlage des Patienten, wobei durch Unterlegen eines Kissens unter den Bauch eine Hyperlordosierung der LWS vermieden werden soll.

Der sogenannte diagnostische Strich wird von der Gegend Th_{12} bis zum Trapeziusrand aufsteigend benutzt, um bindegewebige „Anschoppungen" oder muskuläre lokale Spannungen zu erfühlen (Abb. 20). Der Trapeziusrand wird mit der anderen Hand gegengehalten.

Die thorakalen Spondylopathien

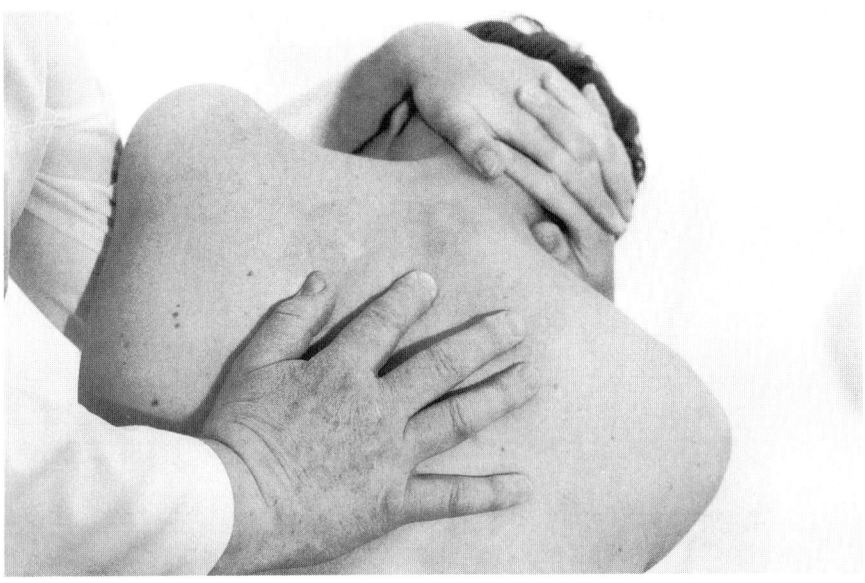

Abb. 19: Diagnostik an der BWS

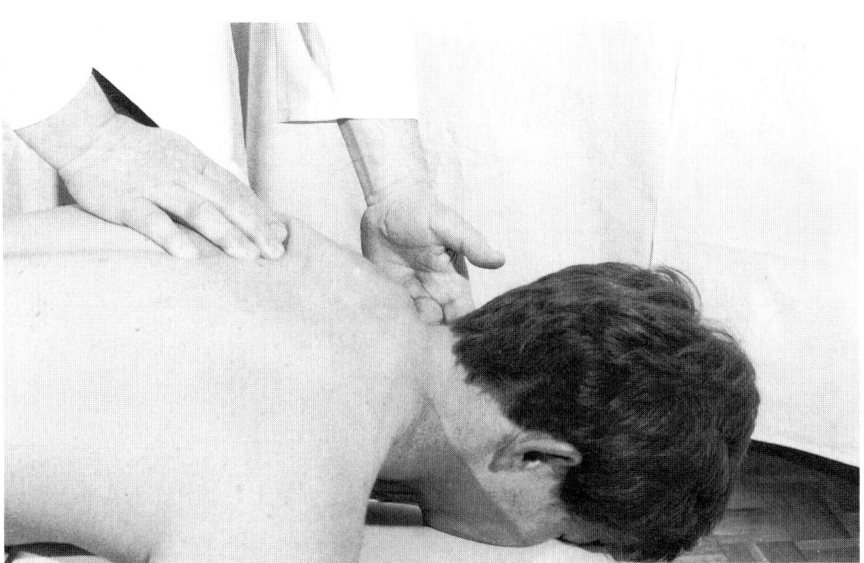

Abb. 20: Weichteiltechnik an der BWS

Nach dem „diagnostischen Strich" wird entlang dem Trapeziusrand über Schulter und Haubenmuskel abgestrichen (Abb. 21). Die linke Körperhälfte des Patienten wird mit der rechten Hand und die rechte Körperhälfte des Patienten mit der linken Hand abgestrichen. Der Arzt steht auf der zu behandelnden Patientenseite.

Zur Lockerung der Rückenmuskulatur dienen das gegenseitige kräftige quere Verschieben (Abb. 22) und das Kneten der Rückenmuskulatur im Thoraxbereich (Abb. 23). Dabei gilt es zu beachten, daß ein Muskelbauch geknetet und nicht nur das Bindegewebe oder die Haut abgehoben wird.

Für die obere BWS haben wir schon einige Techniken kennengelernt, die im Sitzen unter rhythmischen Dehnungen mit Drehung des Kopfes durchgeführt werden. Dabei sollte der Kopf aufrecht oder sogar stärker zurückgelegt gehalten werden.

Für die mittlere und untere BWS sind die *mobilisierenden* Techniken im Liegen auszuführen. Im einzelnen kommen folgende Griffe zur Anwendung:

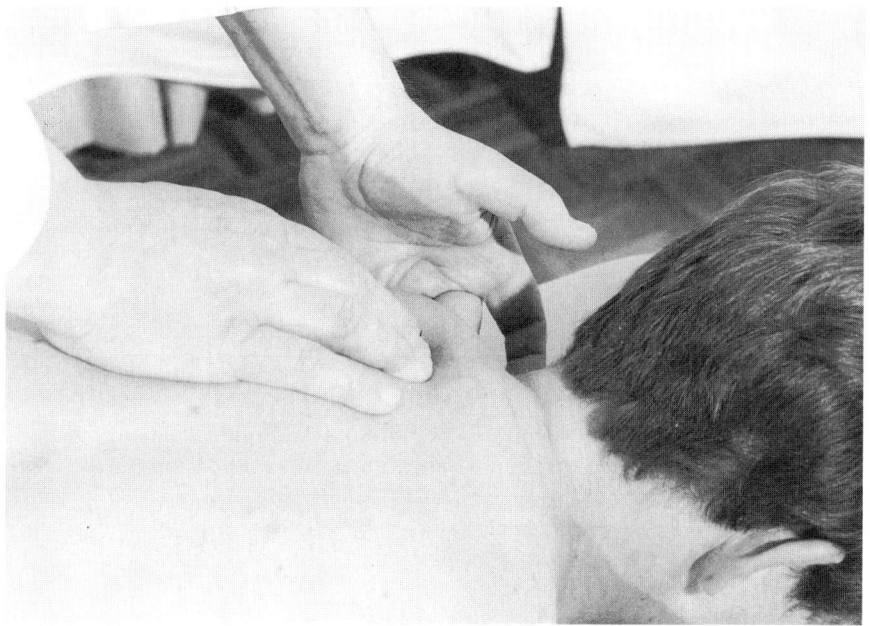

Abb. 21: Weichteiltechnik an der BWS

Die thorakalen Spondylopathien

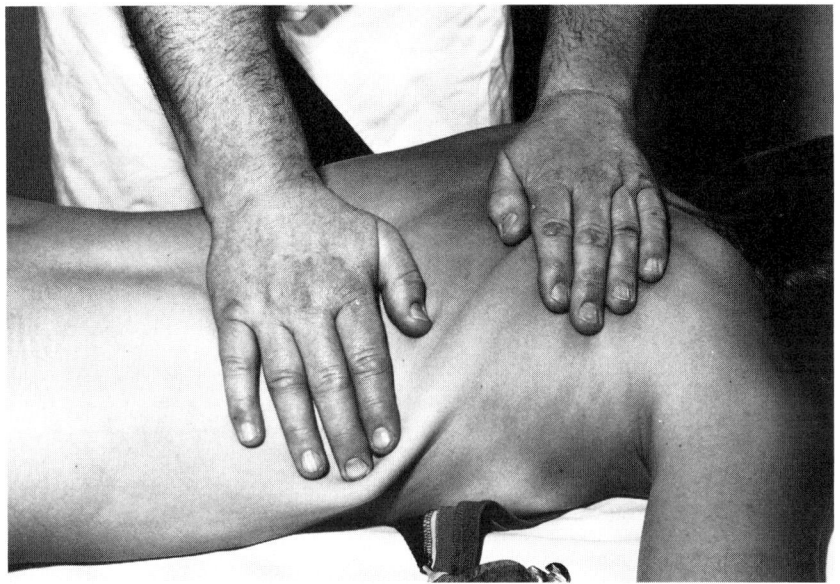

Abb. 22:   Weichteiltechnik an der BWS

1. Der Federungsgriff

Der Patient liegt in Bauchlage auf dem Behandlungstisch. Ein Polster unterstützt den Bauch des Patienten, um eine Hyperlordosierung der LWS zu
vermeiden. Der Arzt stützt eine oder beide Hände auf die Dornfortsatzreihe
im Bereich der mittleren BWS. Dabei drückt er federnd und rhythmisch nach
unten auf die BWS des Patienten. So können alle Segmente der BWS
„durchgefedert" werden.

> **Merke:**
> Bei stärkerem Rundrücken, M. Scheuermann oder generell bei älteren
> Patienten muß vor Beginn einer Behandlung die Diagnose absolut sicher
> sein. Bei Osteoporose besteht eine absolute Kontraindikation für die chi-
> rotherapeutische Manipulation.

2. Der Mobilisationsgriff

Der Patient liegt in Bauchlage auf dem Behandlungstisch. Der Arzt steht an
der linken Seite und legt den Daumenballen der rechten Hand an die Dorn-

44

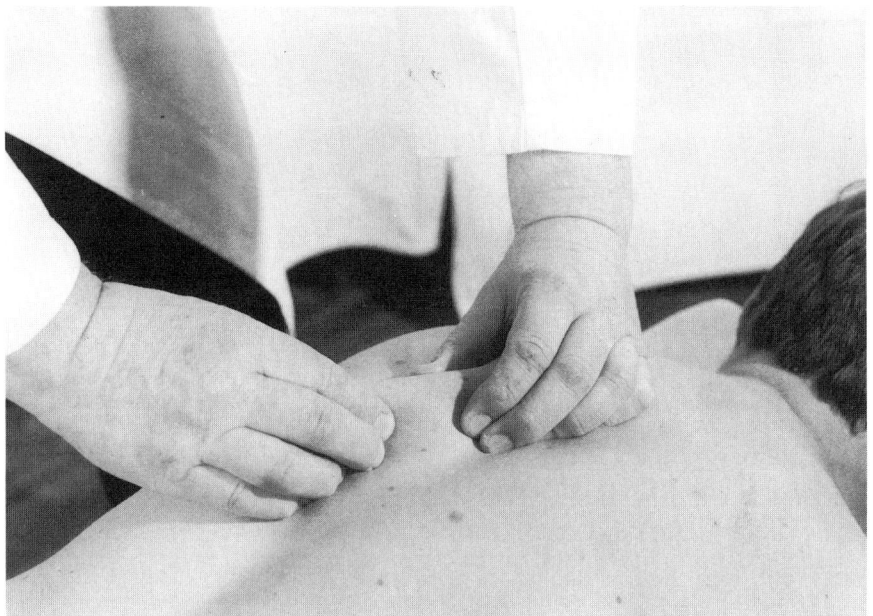

Abb. 23: Kneten der Muskulatur

fortsatzreihe der mittleren BWS des Patienten. An der rechten Seite stehend wird der Daumenballen der linken Hand angelegt. Aus dieser Stellung heraus wird mit *weichen* Druckstößen auf die Wirbelsäule der ganze Patient hin- und herbewegt, sozusagen „eingeschaukelt". Es muß tatsächlich ein weiches „Schaukeln" resultieren. Ein Druck nach unten oder eine spezifische Druckrichtung ist nicht erwünscht.

3. Drehungsmobilisation für die mittlere bis untere BWS
Dieser Griff wird am sitzenden Patienten ausgeführt. Der Patient verschränkt seine Arme vor der Brust. Der Arzt klemmt die Patientenknie zwischen seine Beine. Nun wird der Oberkörper des Patienten so gedreht, daß eine Schulter in der Achsel des Arztes festgehalten wird (Abb. 24). Dazu hält der Arzt die andere Schulter des Patienten mit seinen beiden Armen im gedrehten Zustand des Oberkörpers fest und verschränkt seine Hände über der Schulter des Patienten (Abb. 25). Aus dieser Stellung heraus werden federnde, leichte Bewegungen mit dem Patienten ausgeführt, wobei man noch durch den Grad der Drehung und mit mehr oder weniger Zurücknei-

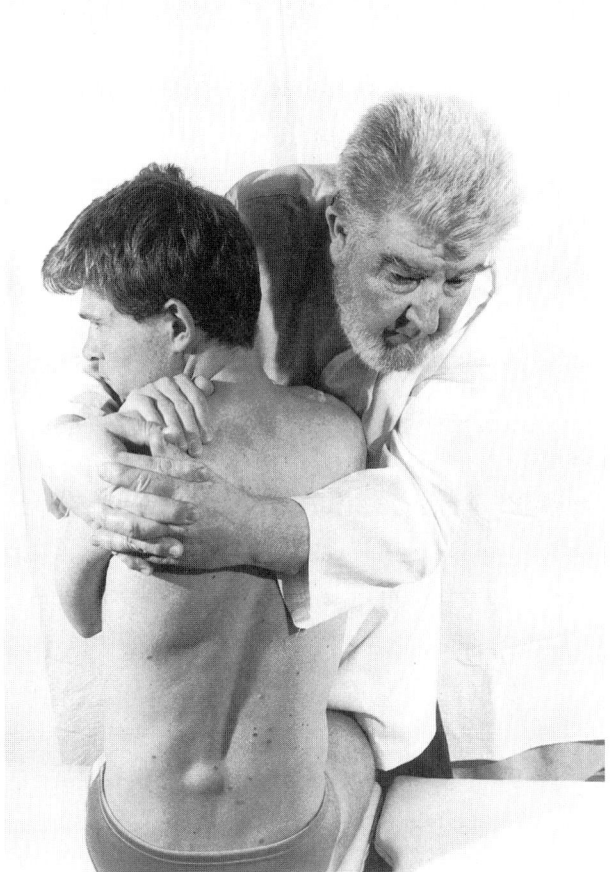

Abb. 24:   Drehungsmobilisation für die mittlere
           und untere BWS

gung des Patienten die Höhe des zu mobilisierenden Segmentes bestimmen kann. Dieser Griff ist zu beiden Seiten hin möglich (Abb. 26 und 27) und sollte in Ausatmung erfolgen.

Oft wird man gefragt, welche Übungen der Patient machen kann, um die Beweglichkeit der BWS und oberen LWS aktiv zu verbessern oder zumindest zu erhalten. Hier habe ich drei Übungen empfohlen, die eigentlich von den meisten Patienten ausgeführt werden können, auch bis ins hohe Alter unge-fährlich sind und tatsächlich bei täglichem Gebrauch eine deutliche Verbes-serung der allgemeinen Beweglichkeit und Haltung bringen können:

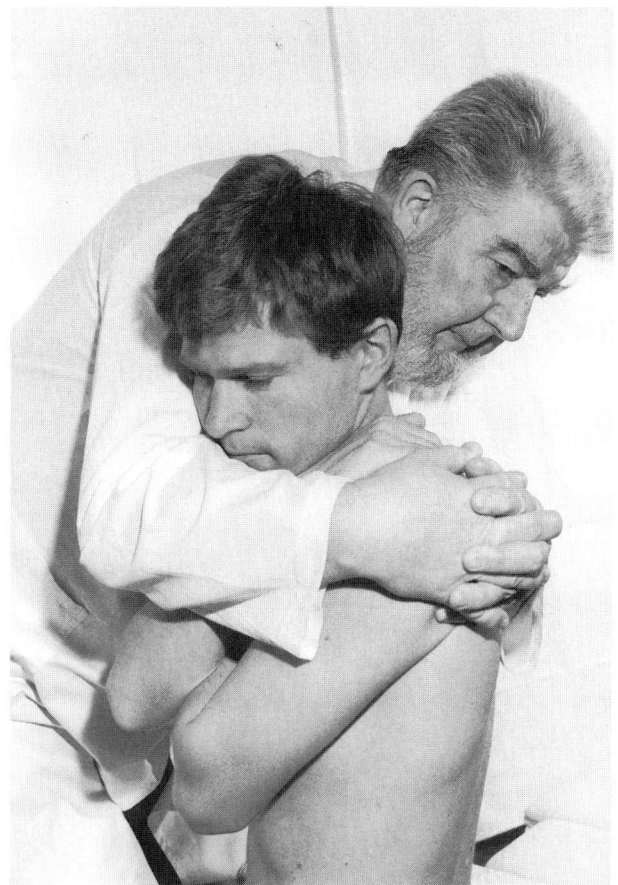

Abb. 25:   Drehungsmobilisation für die mittlere
und untere BWS

Bei der *Fall-Übung* steht der Patient in Grätsche locker und stützt beide
Hände in die Hüften. Aus dieser Stellung atmet der Patient tief ein und läßt
dann in deutlich lauter *Ausatmung* seinen Oberkörper mit den Armen nach
vorne fallen. Dabei können die Knie ohne weiteres mitgebeugt werden, es
soll einfach eine ganz entspannende Ausatmung im „Nach-vorne-Fallen"
geübt werden.

Bei der *Umschau-Übung* steht der Patient wiederum in der Grätsche und
stemmt beide Hände in die Hüften. Aus dieser Stellung hört der Patient sich
von hinten angerufen. Er dreht sich schnellstmöglichst mit seinem Oberkör-

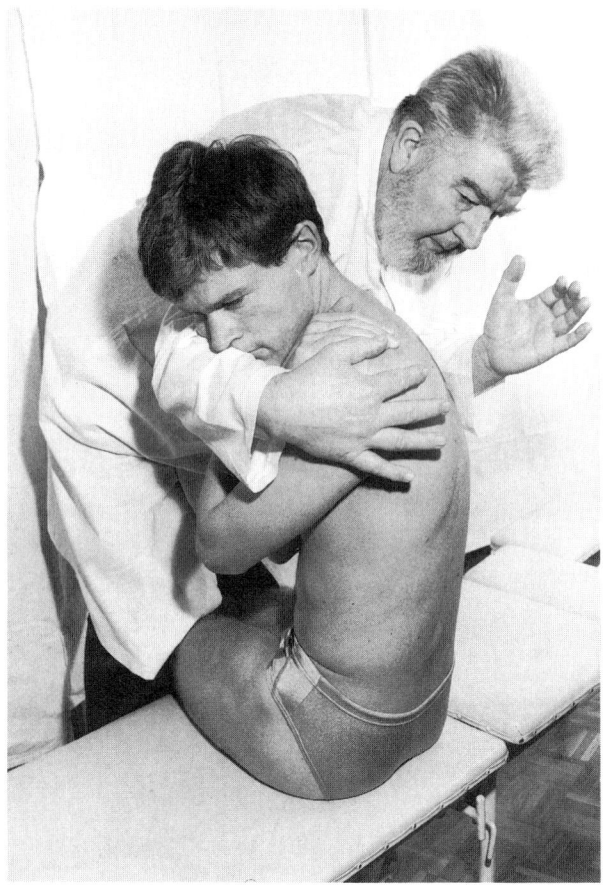

Abb. 26:   Drehungsmobilisation für die mittlere
und untere BWS

per nach hinten und dreht dabei auch seinen Kopf, als ob er hinter sich den
Rufer auch sehen müßte. Die Füße bleiben in der Ausgangsstellung. Bei der
Drehung wird hörbar ausgeatmet.

Bei der *Gebets-Übung* kniet der Patient auf dem Behandlungstisch oder
am Boden. Die Arme sind gestreckt nach vorne aufgelegt, der Kopf wird
zwischen den Armen gehalten. Nun atmet er ein und richtet sich kniend auf
und streckt dabei die Arme weit nach oben. Unter starker Ausatmung fällt er
wieder nach vorne in die Ausgangsstellung zurück und wippt mit seinem
Gesäß ein paarmal entspannt auf seine angewinkelten Unterschenkel.

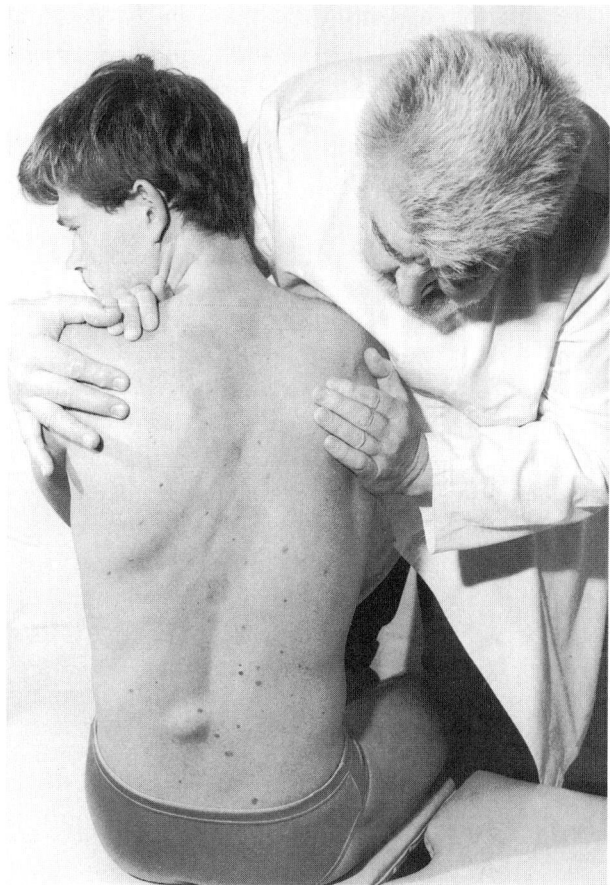

Abb. 27: Drehungsmobilisation für die mittlere
und untere BWS

In Bauchlage des Patienten wird die rechte ulnare Handkante des Arztes
links paravertebral angelegt, der linke Kleinfingerballen rechts paravertebral. Dabei muß man ca. 3–4 Segmente tiefer als das zur Behandlung vorge-
sehene Segment anlegen, weil die Haut und das Bindegewebe sich dann so
weit zusammenschieben lassen, bis man an den Anschlagpunkt des zu behandelnden Segmentes kommt. In Ausatmung des Patienten wird nach dem
Anschlagpunkt noch ein kleiner Stoß in rein kranialer Richtung ausgeführt,
weil die Gelenkfortsätze der Brustwirbelsäule dachziegelartig übereinander
gelagert sind und sich daher nur rein kranial verschieben lassen.

49

Die thorakalen Spondylopathien

Der wichtigste Griff bei der *manipulativen Behandlung* der oberen bis mittleren BWS ist der „Schubstoß" (Abb. 28). Vorsicht ist bei allen altersbedingten Veränderungen, bei stärkerem Rundrücken, bei Verdacht auf Osteoporose, bei Skoliosen und bei allen „starren" Zuständen des Brustkorbes geboten.

Merke:

Beim Schubstoß ist der genaue Kontakt am gewünschten Segment (Bewegungsprüfung beachten!), der meist erst durch „Zusammenschieben" des Bindegewebes erreicht wird.

Der Schubstoß kann für alle Segmente bis Th_8/Th_9 angewandt werden.

Der nächste Griff bei Bewegungsstörungen im Bereich C_5/C_6 bis Th_4 ist die sogenannte *Kombination am zerviko-thorakalen Übergang* (Abb. 29).

Auch hier ist die vorherige Bewegungsprüfung das wesentlichste Kriterium dafür, an welchem Segment die haltende Hand ansetzt und nach wel-

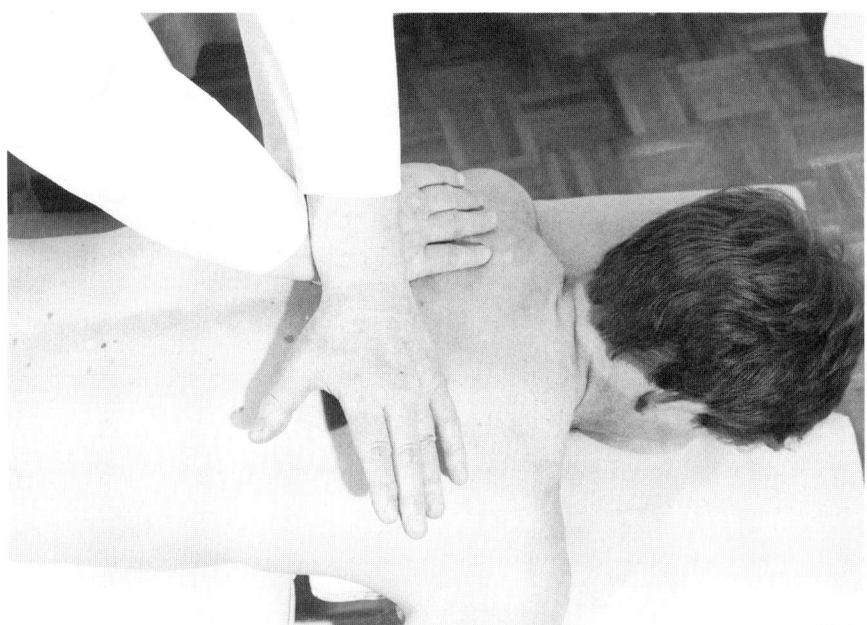

Abb. 28:   Schubstoß an der BWS

cher Seite der Kopf gedreht wird. Meist ist auch nur die Seite, die vorher in der Bewegungsprüfung als frei gefunden wurde, behandlungsbedürftig.

In Bauchlage des Patienten hält die linke Hand des Behandlers mit dem Kleinfingerballen paravertebral in Höhe Th$_4$ fest. Die rechte Hand ergreift den Kopf des Patienten, dreht ihn nach rechts und extendiert bis zum Anschlagpunkt. Dann wird mit derselben Hand noch ein kleiner über den Anschlagpunkt hinausgehender Ruck ausgeführt. Die paravertebral fixierende Hand muß absolut ruhig liegenbleiben.

Bis in diesen Bereich kann man leichte Drehungssituationen noch als Fehlstellung sehen. Kaudalwärts gibt es nur mehr Kipp- und Neigungsfehlstellungen an der BWS, die zur gelenkigen Dysfunktion führen. Diese Feststellung betrifft auch die Rippen, die auf die jeweilige Wirbelstellung reagieren. Isolierte Rippenfehlstellungen gibt es meines Erachtens nicht. Die Rippen werden daher auch über die Brustwirbelsäule behandelt.

Der Repositionsgriff für Fehlsituationen oder Blockierungen am Umschlagpunkt einer Skoliose, eines Rundrückens und bei der echten thoraka-

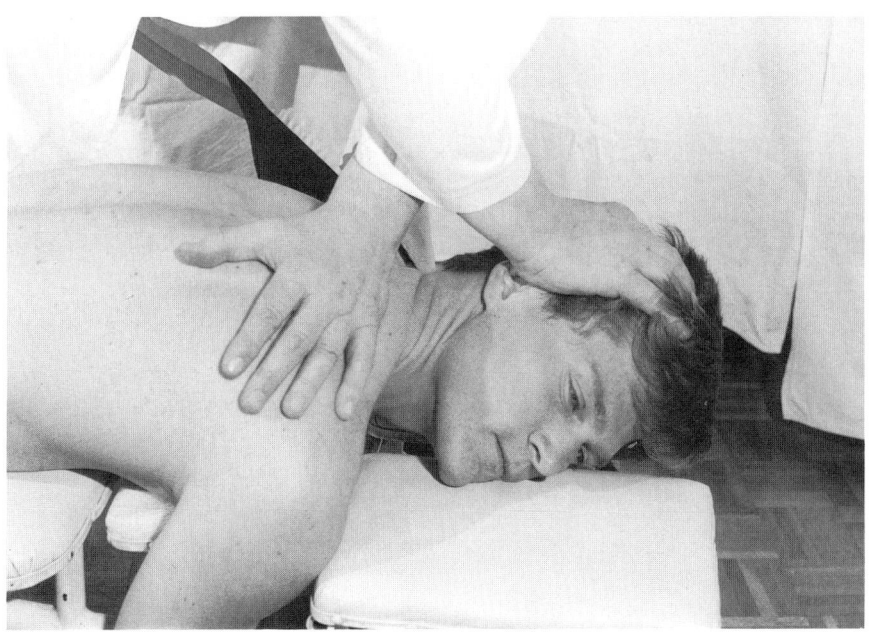

Abb. 29: Kombination am zerviko-thorakalen Übergang

len Wirbelgelenkblockierung wird in Seitenlage des Patienten ausgeführt (Abb. 30). Das Segment wird mittels Bewegungsprüfung festgestellt. Der Patient wird auf die Seite der Konvexität der Wirbelsäulenkrümmung gelegt, und mit dem Daumenballen wird Kontakt am Dornfortsatz des Wirbels genommen, der auf der Höhe der Krümmung steht (Abb. 30). Nach Erreichen des Anschlagpunktes wird ein kurzer Ruck auf den betroffenen Wirbel ausgeübt.

Die *thorakalen Lockerungsgriffe* werden im Stehen ausgeführt. Sie werden meist als unspezifisch bezeichnet. Dies ist nicht ganz richtig, weil bei größerer Übung und Erfahrung auch hier ziemlich genau das betroffene Segment erfaßt werden kann. Sie sind besonders für Fehlstellungen von Th_4 bis Th_7 geeignet.

Zunächst sei ein Griff für die mittlere BWS erläutert (Abb. 31 und 32). Der stehende Patient verschränkt seine Arme vor der Brust und legt seine Hände auf die jeweils andere Schulter. Der Therapeut tritt von hinten heran, nimmt mit der rechten Hand den linken und mit der linken Hand den rechten Ellenbogen des Patienten und atmet synchron mit dem Patienten. In Ausat-

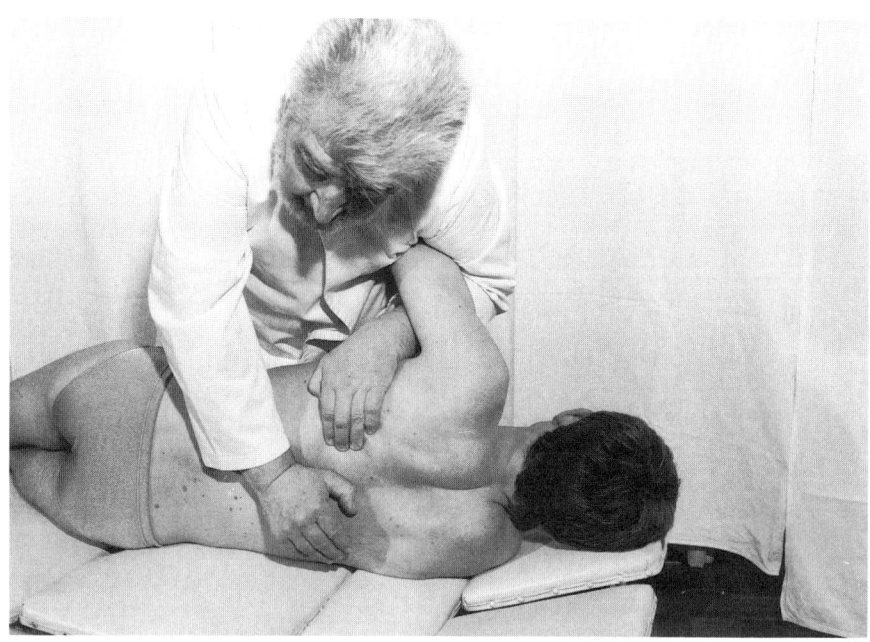

Abb. 30:   Repositionsgriff bei thorakaler Wirbelgelenkblockierung

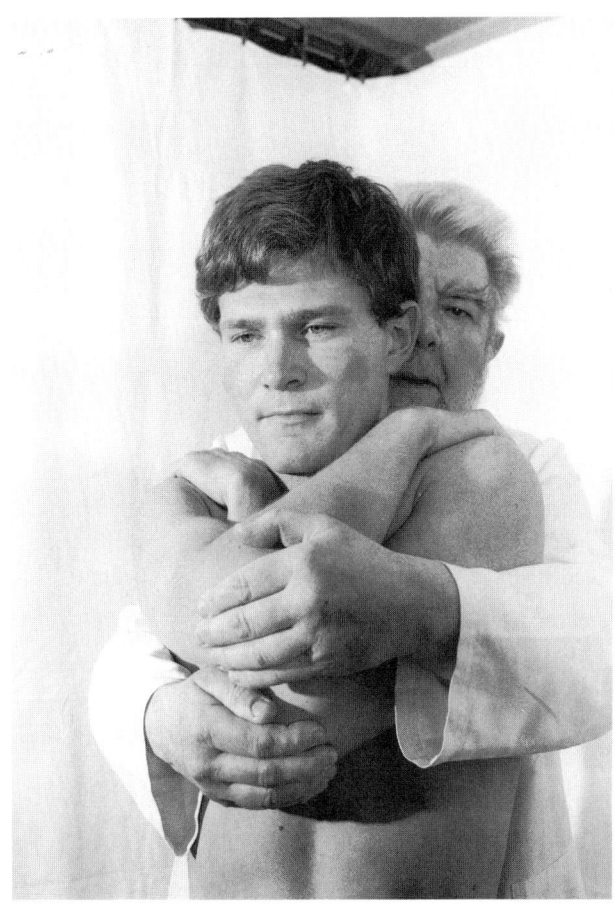

Abb. 31:   Thorakaler Lockerungsgriff

mung und größtmöglicher Entspannung des Patienten nimmt der Therapeut mit seinem Brustbein Kontakt in Höhe des zur Behandlung vorgesehenen Segmentes, zieht den Patienten zu sich heran und hebt ihn leicht mit einem Ruck seiner Hände an.

Auch für den unteren Teil der BWS steht ein Lockerungsgriff zur Verfügung (Abb. 33 und 34). Der stehende Patient wird vom Arzt von rückwärts umfaßt. Unter den Achseln hindurch werden die Hände des Arztes vor der Brust des Patienten verschränkt (Abb. 33). Der Patient läßt sich in Ausatmung entspannt in den Griff hineinfallen, der Arzt nimmt mit seinem Brustbein Kontakt in Höhe des zu behandelnden Segmentes auf (Abb. 34).

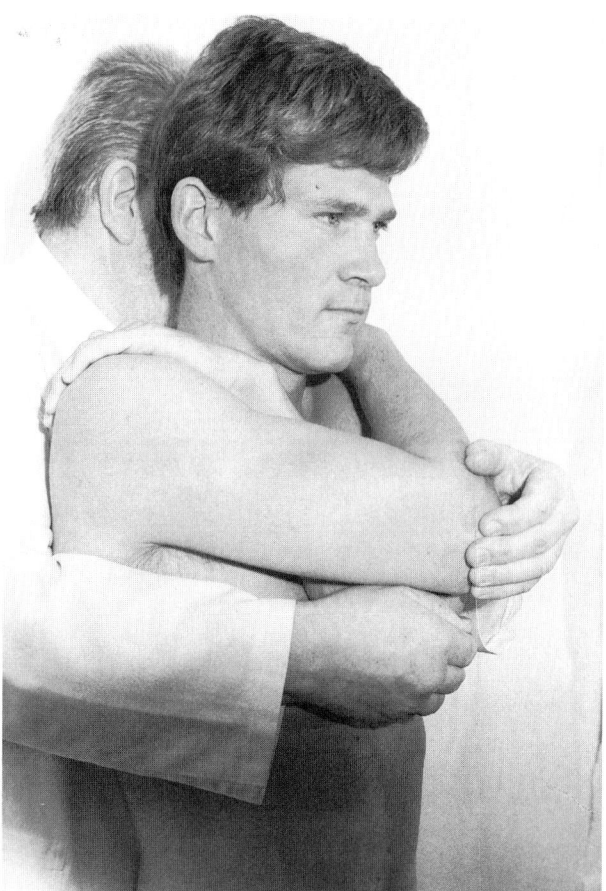

Abb. 32:   Thorakaler Lockerungsgriff

Die beschriebenen Lockerungsgriffe an der BWS sind eigentlich nicht bei älteren Menschen, bei Rundrücken, Skoliosen, starrem Thorax und Verdacht auf Osteoporose geeignet. Entscheidend für die Indikation ist die vorherige Bewegungsprüfung an der Brustwirbelsäule.

Der *thorakale Kontaktgriff* für Repositionen an Th_6 bis Th_9 (Abb. 35 und 36) läßt sich wie folgt anwenden. In Rückenlage verschränkt der Patient seine Arme vor dem Körper. Der Arzt nimmt unter leichter Aufrichtung des Patienten mit seinem gekrümmten Mittelfinger Kontakt paravertebral am Segment, das vorher in der Bewegungsprüfung als hypomobil erkannt wurde. Meist handelt es sich nach meiner Erfahrung um Th_7 bis Th_9. Die

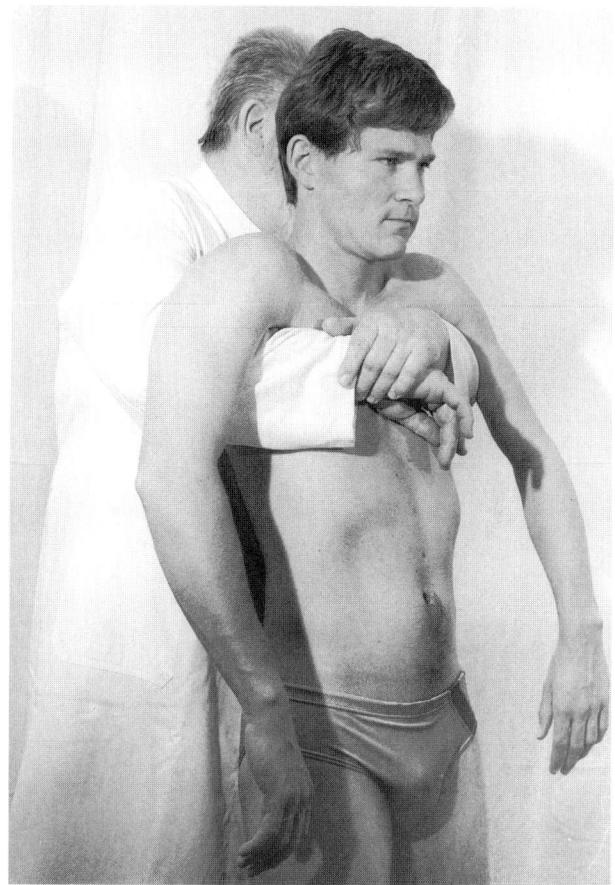

Abb. 33:   Thorakaler Lockerungsgriff im Stehen

andere Hand hält nur leicht den Nacken und Oberkörper des Patienten zu sich nach vorne (Abb. 35). Nun wird durch den Körperdruck des Arztes auf die gekreuzten Arme des Patienten in Ausatmung ein kurzer leichter Druck ausgeübt (Abb. 36).

Der betroffene Wirbel ist gelegentlich auch geringfügig gedreht. Durch lockeres Einschaukeln wird die freie Schulter des Patienten zurückgelegt bis zum Anschlagpunkt. Das Becken des Patienten wird dabei fixiert.

Die Schulter wird festgehalten. In Ausatmung des Patienten wird auf den Wirbel ein leichter Druck ausgeübt, so daß die Drehung zurückgeht (siehe auch Abb. 39).

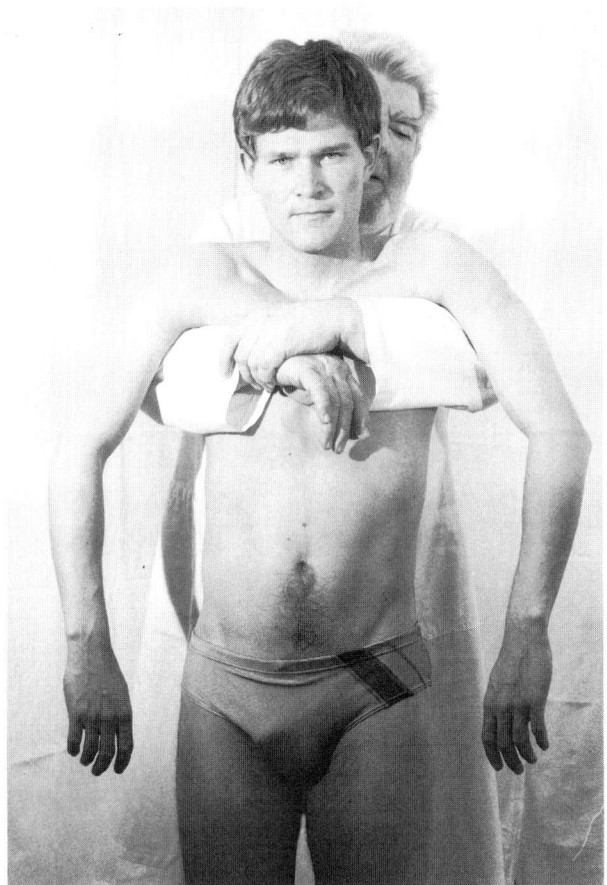

Abb. 34:   Thorakaler Lockerungsgriff im Stehen

Die „Behandlung" von Fehlsituationen der Rippen richtet sich nach der
Bewegungsprüfung für die BWS, weil, wie schon früher bemerkt, isolierte
Rippengelenksfehlstellungen ohne traumatischen Einfluß eigentlich nicht
vorkommen. Sie hängen vielmehr von der Situation des entsprechenden Wirbelgelenkes ab und lassen sich auch über dieses reponieren. Die Weichteiltechnik ist dabei besonders wichtig.

Die wirksamste Behandlung für Fehlstellungen von Klavikula, 1. und
2. Rippe ist die sogenannte umgekehrte Kombination, also die Behandlung
des zerviko-thorakalen Übergangs nicht von der BWS-Seite, sondern vom

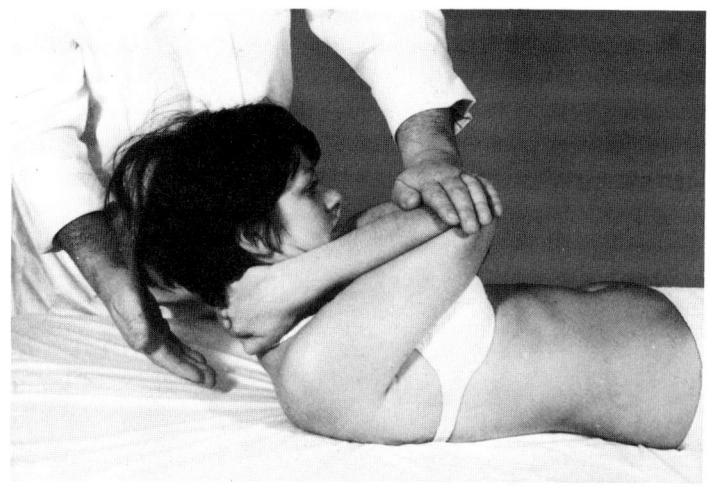

Abb. 35:   Thorakaler Kontaktgriff

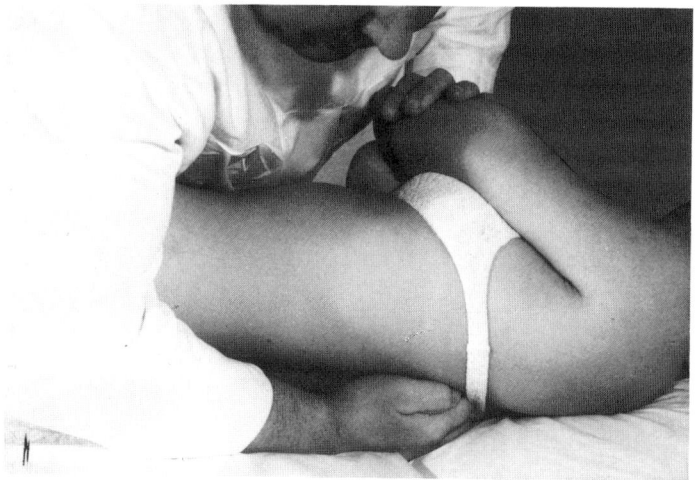

Abb. 36:   Thorakaler Kontaktgriff

Kopf her (vgl. Abb. 29). Außerdem kann die Behandlung auch noch sitzend in einem Drehzug durchgeführt werden, wobei die HWS gestreckt nach hinten oben gezogen wird und der Kontakt der anderen Hand die 1. Rippe nach unten hält. Der Kopf wird dabei zu der betroffenen Rippe entgegengesetzten Seite gedreht.

4 Die Krankheitsbilder der Lendenwirbelsäule

4.1 Obere Lendenwirbelsäule

Die Krankheitsbilder der LWS werden allgemein als Kreuzschmerz oder Lumbalgie bezeichnet, obwohl eigentlich verschiedenartige Krankheitsbilder differenziert werden müssen. Die notwendigen Unterscheidungen ergeben sich diagnostisch aus der allgemeinmedizinischen Untersuchung und aus der speziellen Bewegungsprüfung. Selbstverständlich ist zur Diagnose auch ein ausreichend dimensioniertes Röntgenbild notwendig, das in seiner Größe alle für die Untersuchung wesentlichen Körperteile sowohl morphologisch als auch in ihrer Beziehung zueinander zeigen muß. Dieses Röntgenbild muß unbedingt *im Stehen* angefertigt werden, denn ein Beckenschiefstand oder eine statische Fehlhaltung der Lenden-Kreuzbein-Region kann der klinischen Untersuchung entgehen. Die Krankheitsbilder der oberen LWS werden oft mit fortgeleiteten reflektorischen, ursächlich andernorts entstandenen Erkrankungen verwechselt. Deshalb ist eine besonders eingehende Differentialdiagnostik nötig, um die Ursache von Beschwerden, die auf die Wirbelsäule projiziert werden, klar gegen die wirbelsäulenabhängigen Beschwerden abzugrenzen.

Der Einsatz der manuellen Therapie hängt auch an der LWS entscheidend vom Vorhandensein einer Bewegungsstörung ab, wobei das Segment der Bewegungsstörung unbedingt mit dem schmerzhaften Segment übereinstimmen muß. Das gestörte Segment muß mit der Bewegungsprüfung eindeutig festgestellt werden können.

Rein vertebragene Krankheitsbilder an der oberen LWS sind selten. Liegt dennoch ein akutes Krankheitsbild vor, muß man vor allem an Unfallfolgen denken, da besonders der LWK 1 gegenüber Kompressionsschäden bei Überlastungen im Sport oder bei der Arbeit gefährdet ist. Hierzu zählen das Überheben mit einer Last, die plötzlich und unerwartet einwirkt, oder auch Sprünge aus relativ zu großer Höhe, womöglich unter zusätzlicher Einwirkung einer Last.

Gefährdet ist die Gegend L_1/L_2 bereits schon bei leichten Skoliosen, deren Umschlagpunkt sich in dieser Höhe befindet. Im Normalfall werden von der Skoliose bei diesem Befund keine Beschwerden ausgehen. Wirkt jetzt aber eine zusätzliche Belastung ein, kommt es hier zu Schmerz *und* Bewegungsstörung, was dann auch durchaus eine Indikation zur manuellen Behandlung darstellen kann.

An der oberen LWS wird für uns besonders die gelenkige Situation von Th_{12} bis L_1 wichtig sein. Isolierte Fehlstellungen lassen sich in der Regel auf den „Schlüsselpunkt" L_1 reduzieren. Darunter liegende Schmerz- und Muskelspannungszonen und gelegentlich auch entsprechende Bewegungsstörungen können als reflektorisch fortgeleitete Beschwerden aus dem Bauch- und Retroperitonealraum imponieren. Diese Beschwerden sind ganz typisch als diffuser Rückenschmerz ohne bestimmte Beziehung zu einem Segment oder zu einem bestimmten ertastbaren Druckpunkt gekennzeichnet. Natürlich kann auch die Beweglichkeit insgesamt vermindert sein, die Störung wird aber nicht auf eine bestimmte segmentale Höhe oder gelenkige Verbindung zurückgeführt werden können.

Es ist daher bei diesem Krankheitsbild, das oft vorschnell als Lumbalgie bezeichnet wird, ungeheuer wichtig, eine absolut sichere und umfassende allgemeinmedizinische Diagnostik zu betreiben, um nicht falsch vertebragene Ursachen zu vermuten und daraus gar die Indikation zum manuellen Eingriff abzuleiten. Es fehlte dann nur noch, daß zufällig im Röntgenbild altersentsprechende degenerative Zeichen gesehen werden, die so die Fehlinterpretation perfekt machten. Wenn das Röntgenbild pathologische Zeichen aufweist, muß die morphologische Veränderung auch exakt mit dem Segment des Schmerzes *und* der Bewegungsstörung übereinstimmen.

Es sei in diesem Zusammenhang daran erinnert, wie viele Uretersteine schon lumbal manipuliert, wie viele Prostatitiden über der Lumbalgie schon übersehen oder auch wie viele beginnende Rektumkarzinome, Ovarialzysten und Extrauteringraviditäten schon mit den entsprechenden Röntgenbefunden als Bandscheibenschaden disqualifiziert worden sind.

Ein eindrucksvolles Krankheitsbild hingegen ist die echte gelenkige Blokkierung zwischen L_1 und L_2, die meist mit einer steif lordotischen Fehlhaltung einhergeht. Der Patient geht, als ob er einen Stock verschluckt hätte. Die Ursachen sind hier meist sportliche oder arbeitsbedingte Überlastung in Fehlhaltung. Da in der Bewegungsprüfung keine Richtung frei oder überhaupt nur annähernd beweglich ist, besteht vereinbarungsgemäß auch keine Indikation für eine manuelle Therapie. Es muß unter Ruhigstellung, eventuell mit medikamentöser Unterstützung, eine Entspannung erreicht werden, die dann eine gelenkige Bewegungsmöglichkeit erlaubt.

Vielfach wird von Therapeuten versucht, diese „Blockierung" durch apparative Extension zu behandeln. Diese Therapie halte ich für schädigend, weil beim zur Überwindung der Muskelkraft nötigen Zug die das Gelenk umgebenden und haltenden Bänder sicher überdehnt werden und später ihre Funktion nicht mehr erfüllen können. Es entsteht dadurch eine Hypermobilität mit entsprechend vorprogrammierten Rezidivblockierungen.

Die *Beweglichkeitsprüfung der oberen LWS* sollte am stehenden, am sitzenden und am liegenden Patienten durchgeführt werden. Am *stehenden* Patienten werden folgende Punkte ertastet: Iliosakralpunkte, Spina iliaca anterior et posterior beidseits, Höhe der Beckenkämme, Höhe der großen Rollhügel beidseits, Richtung der Analfalte, Höhe der Glutealfalten. Diese Punkte werden in Vorbeugung, Rückneigung und Seitneigung untersucht.

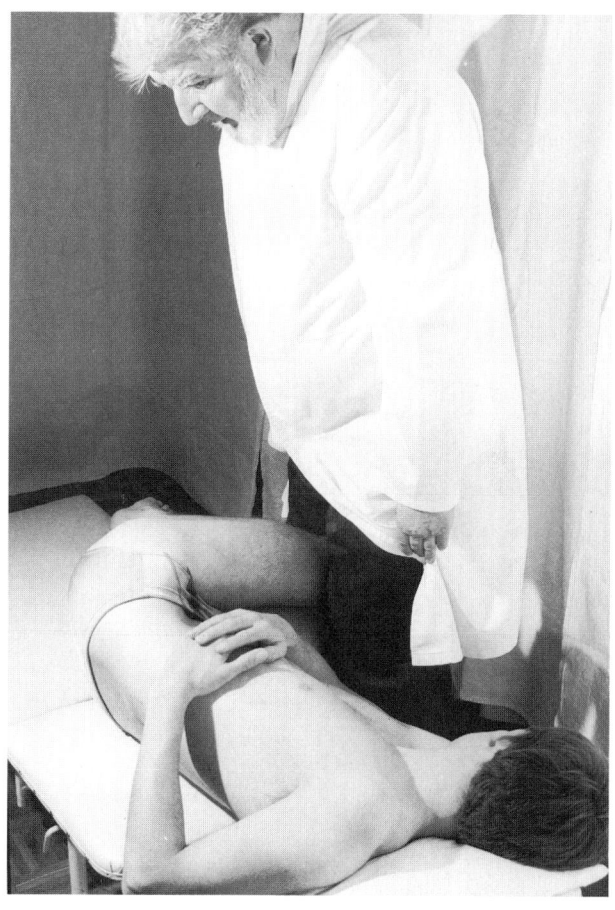

Abb. 37: Untersuchung des liegenden Patienten

Die Abstände der Dornfortsätze im Stehen und bei Vorbeugung geben einen Hinweis für die Beweglichkeit der einzelnen Segmente gegeneinander. Der FBA (Finger-Boden-Abstand) wird gemessen. Eventuell schmerzhafte Bewegungen oder Druckpunkte werden registriert. Der allgemeine Muskeltonus muß beachtet werden.

Am *sitzenden* Patienten muß für die obere LWS lediglich die Neigung des Patienten weiter nach hinten verlegt werden. Aus dieser Stellung heraus sind dann deutlich die Bewegungen von Th_{12} und L_1/L_2 sowohl vor und zurück als auch seitlich und in Drehung zu ertasten. Wichtig ist die Tastung des Dornfortsatzes von Th_{12}, der, die 12. Rippe am Körper seitlich verfolgend, gefun-

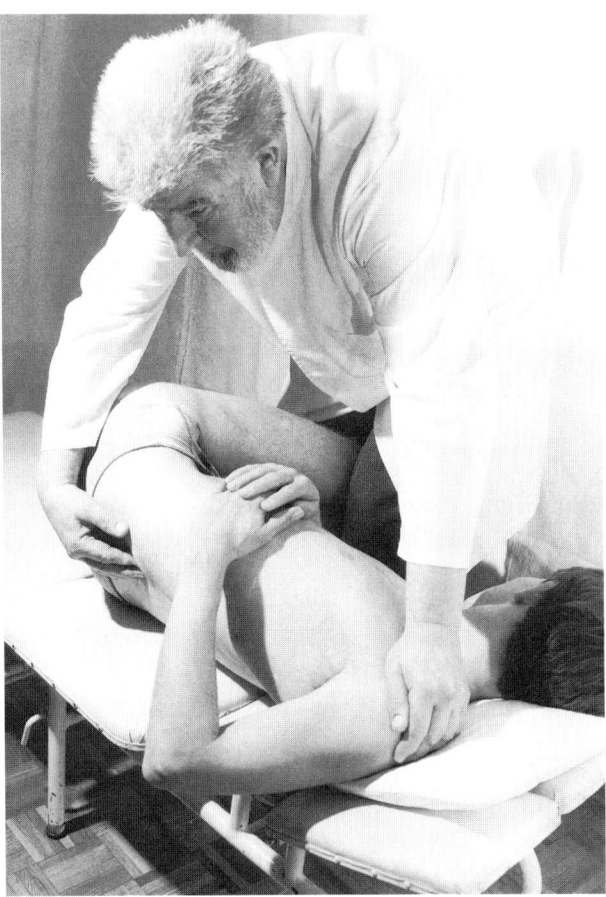

Abb. 38:   Untersuchung des liegenden Patienten

den werden kann. Die topographische Orientierung nach oben und unten fällt dann leichter.

Nach der Untersuchung des stehenden bzw. sitzenden Patienten ist nun für die genaue Höhenbestimmung des gestörten Segmentes die Untersuchung am *liegenden* Patienten entscheidend. Zunächst liegt der Patient auf dem Rücken, seine beiden Beine werden angewinkelt auf eine Seite gedreht und so über den Rand der Liege gezogen, daß sie der Arzt zwischen seine Beine nehmen und einklemmen kann. Der Oberkörper des Patienten bleibt entspannt auf der Liege (Abb. 37). Der Kopf sollte mit einem Kissen unterstützt werden. Dann ergreift der Arzt mit einer Hand die körperferne Schulter oder den Oberarm des Patienten, um ihn an der Liege festzuhalten. Mit dem Mittelfinger der anderen Hand tastet er den Zwischenraum zwischen zwei lumbalen Dornfortsätzen (Abb. 38).

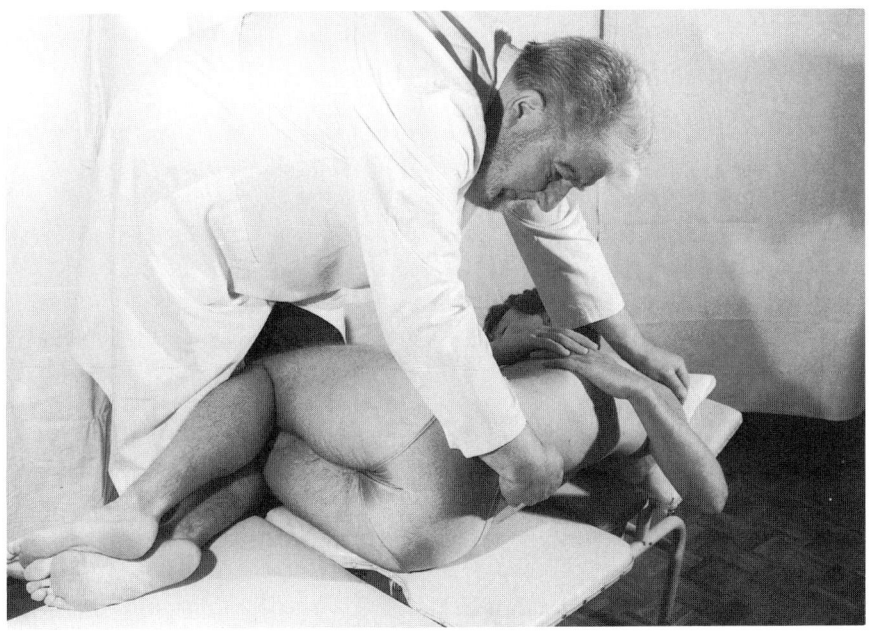

Abb. 39:   Beweglichkeitsprüfung am liegenden Patienten

63

Dann werden mit den eingeklemmten angewinkelten Beinen des Patienten Bewegungen in kranialer und kaudaler Richtung gemacht, wobei jedesmal ein Dornfortsatzzwischenraum getastet wird (Abb. 39). Dabei kommt es naturgemäß auch zu vermehrter Kyphosierung oder Lordosierung der LWS, deren Effekt gleichzeitig ertastet werden kann. Hauptsächlich werden jedoch Bewegungsstörungen, die sich auf die Vor- und Rückneigung beziehen, untersucht und festgestellt.

Aus derselben Ausgangsstellung des Patienten kann nun auch die seitliche Beweglichkeit der LWS geprüft werden. Die nach einer Seite angewinkelten Beine des Patienten werden vom Arzt von unten her mit einer Hand erfaßt, während seine andere Hand wieder den Zwischenraum zwischen zwei Dornfortsätzen tastet (Abb. 40). Nun werden die angewinkelten Beine des Patienten nach oben bewegt, wobei je nach Grad der Hüftbeugung auch mehr Kyphosierung bzw. Lordosierung der LWS erreicht wird. Je stärker die Lor-

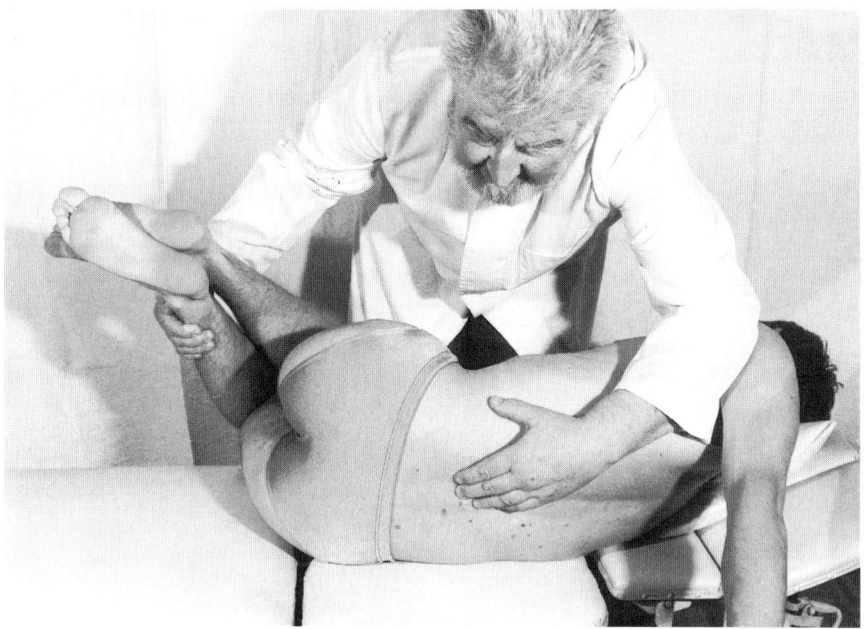

Abb. 40: Seitneigungsbeweglichkeit

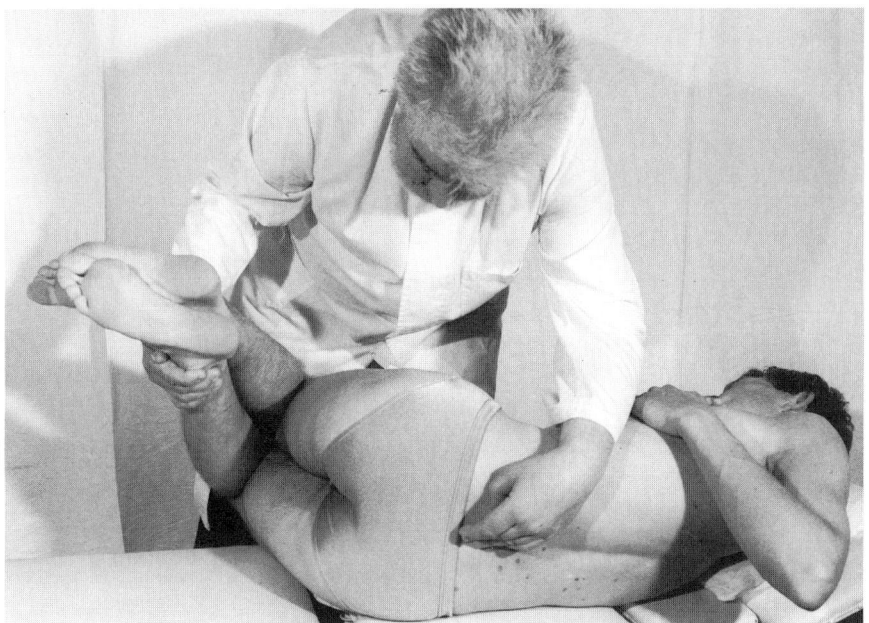

Abb. 41:   Seitneigungsbeweglichkeit in Kyphose

dosierung ausgeprägt ist, desto höher kann geprüft, je stärker man kypho-
siert, desto weiter abwärts kann die Bewegung erfühlt werden (Abb. 41).

Bei der Untersuchung für die seitliche Beweglichkeit der LWS muß man
auch die Neigungsmöglichkeit zur anderen Seite berücksichtigen, weil gerade
in der LWS die Seitneigungsmöglichkeit sehr verschieden sein kann.

Die *Weichteiltechnik* für die LWS folgt den klassischen Massageprinzipien,
um reaktive Muskelspannungen zu vermeiden. Bei der Behandlung sollte
immer darauf geachtet werden, daß ein Polster unter den Bauch des Patienten gelegt wird, um so eine extreme Lordosierung zu vermeiden und eine
entspannte Mittelstellung zu erreichen.

Der sogenannte *diagnostische Strich* gibt Auskunft über den Zustand des
Bindegewebes und der Muskulatur. Wo sind „Anschoppungen"? Wo sind
lokalisierte Verspannungen, sogenannte Muskelplatten? Es wird paraverte-

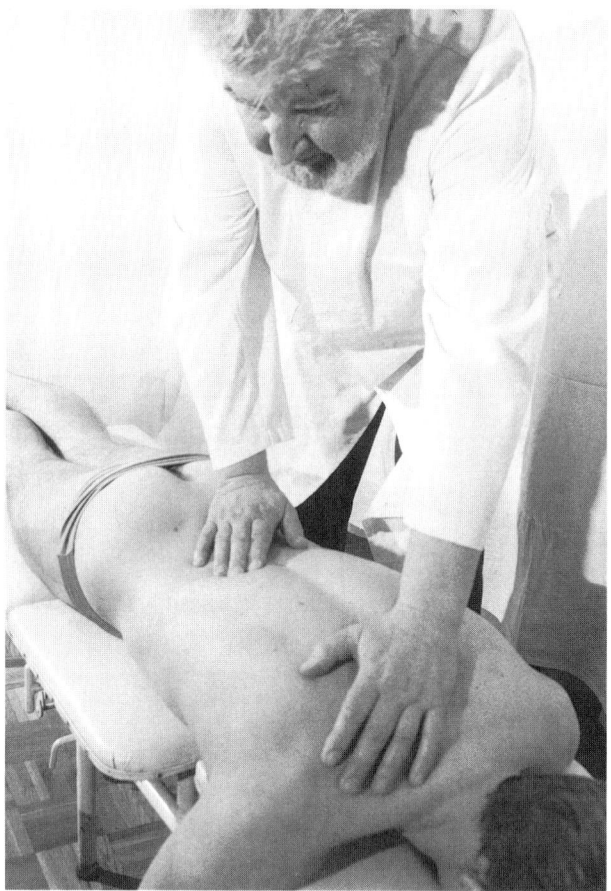

Abb. 42:   Diagnostischer Strich

bral vom Kreuzbein nach oben gestrichen. Dieser Strich wird am besten mit dem Zeige-, Mittel- und Ringfinger der Hand durchgeführt (Abb. 42).

Für eine entspannende Muskelbeeinflussung eignen sich drei Standardstriche. Beim *Beckenkammstrich* (Abb. 43) wird vom Kreuzbein bis zur Spina iliaca anterior superior mit drei Fingern kräftig ausgestrichen. An der Spina wird kurz angehakt. Dieser Strich wird mehrmals wiederholt.

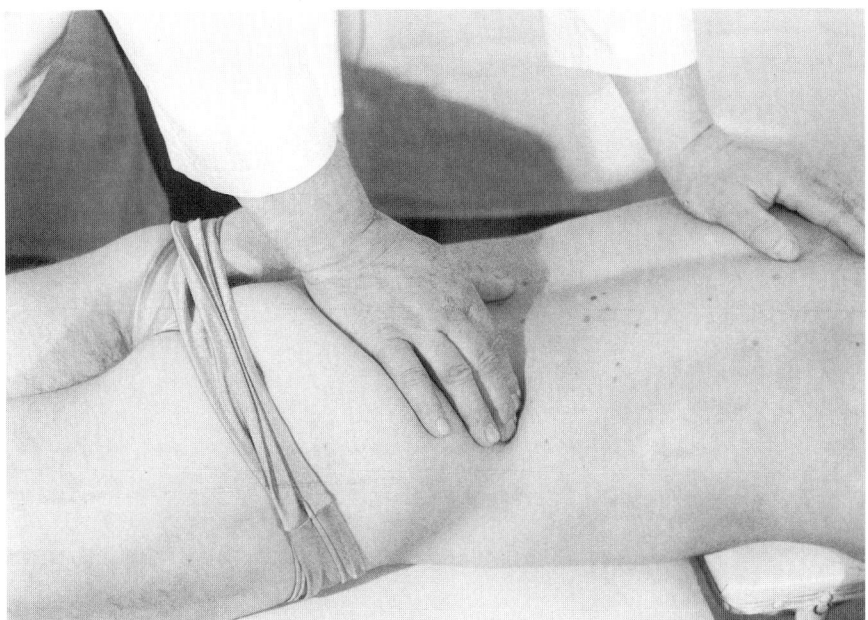

Abb. 43:   Beckenkammstrich

Beim *Trochanterstrich* (Abb. 44) wird vom Kreuzbein bis zum Trochanter mit drei Fingern kräftig ausgestrichen. Man muß sicher sein, den Trochanter erreicht zu haben. Auch hier empfiehlt sich eine mehrmalige Wiederholung. Für die andere Seite muß man natürlich umsteigen.

Der *Glutäusstrich* (Abb. 45) wird mit drei Fingern vom Kreuzbein über den M. glutaeus bis unter den Trochanter durchgestrichen. Dabei kann ein gewisser Druck stattfinden, um die tiefer liegenden Schichten von M. glutaeus medius et minimus zu erreichen. Am Ende des Striches sollte man immer kurz anhaken.

Die *artikulierende Technik* an der LWS erfolgt in Bauchlage des Patienten mit einem unterlegten Kissen zur Entlordosierung. Der Arzt greift, seitlich am Tisch stehend, mit seinem Daumenballen und Daumen breit an die Dornfortsatzreihe seitlich an. Aus dieser Stellung wird in weichen rhythmischen Stößen der ganze Patient locker hin- und herbewegt bzw. eingeschaukelt. Zur Behandlung der anderen Seite muß man auf die andere Seite der Liege gehen und mit der anderen Hand angreifen.

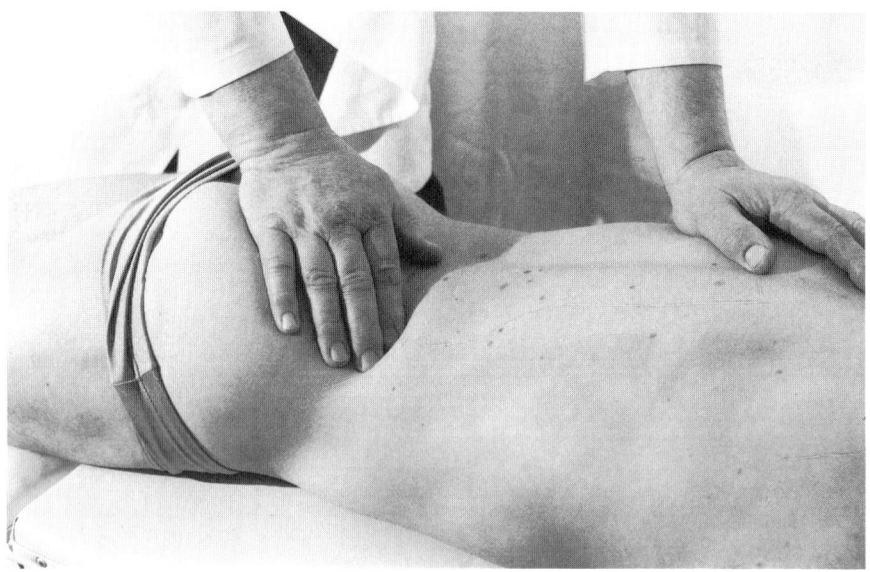

Abb. 44:   Trochanterstrich

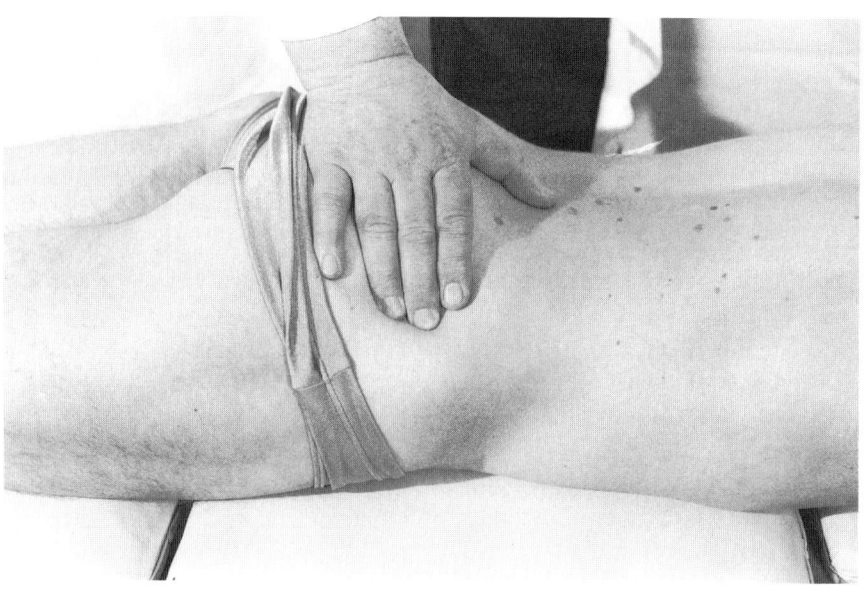

Abb. 45:   Glutäusstrich

4.2 Untere Lendenwirbelsäule

Die klinischen Bilder der Erkrankungen an der unteren LWS beeindrucken teils durch ihre lokalisierte, schmerzhafte Bewegungsstörung, teils durch ihre Ausstrahlung in die Peripherie, die meist neurologisch und funktionell bedeutende und dramatische Krankheitsverläufe verursachen. Man sollte daher zwischen Krankheitsbildern *ohne* Ausstrahlung und solchen unterscheiden, die mit den bekannten in die Peripherie reichenden motorischen und sensiblen Irritationen einhergehen.

Auch in der unteren LWS kann es selbstverständlich Wirbelfehlstellungen, Fehlfunktionen, gelenkige Bewegungsstörungen (Hypo- oder Hypermobilitäten) und natürlich auch „Blockierungen" geben. Die Diagnostik erstreckt sich auf die Allgemeinuntersuchung, Röntgen, Labor und schließlich auf die Bewegungsprüfung. Es sollten in jedem Falle die Ursachen für die geklagten Beschwerden an der Wirbelsäule abgeklärt werden.

Am Übergang L_5/S_1 können in Sonderheit verschiedene *angeborene Anomalien* prädisponierend auf konsekutive Krankheitsbilder wirken, die an dieser Stelle besprochen werden müssen. Die Anomalien sind in der Regel röntgenologisch erfaßbar und müssen natürlich in der allgemeinen Diagnostik berücksichtigt werden. Am häufigsten ist die *Spina bifida* des 1. Sakralsegmentes. Sie ist angeboren, verursacht jedoch keinerlei Beschwerden im Lumbalbereich. Sie ist gelegentlich als prädisponierender Faktor für eine Fehlsituation bzw. Verlagerung von L_5 auf S_1 in Betracht zu ziehen, wenn zusätzlich eine Traumatisierung stattfindet.

Sehr häufig sind sogenannte *Übergangswirbel.* Dieser Befund ergibt sich, wenn L_5 als 1. Sakralsegment angelegt ist und entweder einseitig (asymmetrisch) oder beidseitig (symmetrisch) durch die Massae laterales knöchern mit dem Kreuzbein verbunden sind. Auch dieser angeborene Befund macht zunächst keinerlei Beschwerden, kann aber prädestinierend für spätere Fehlsituationen in Frage kommen.

An dieser Stelle muß auch der Befund der *Spondylolisthese* besprochen werden. Gemeint ist die Verschiebung eines Wirbels gegen den darunterliegenden, z. B. L_5 ventral gegen S_1 oder L_4 ventral gegen L_5. Dieser Befund kann auch im Rahmen einer *Spondylolyse* – Fehlen einer Wirbelbogenportion – angeboren sein. Besteht eine Verschiebung bis zu 4 mm ohne Spondylolyse, so nennt man diesen Befund eine Pseudospondylolisthese. Stärkere traumatische Einflüsse können eine größere Verschiebung verursachen, die dann lokale Beschwerden im Sinne von diffusem Kreuzschmerz, aber auch periphere Erscheinungen wie Ischialgie mit allen neurologischen Begleitumständen macht. Dieses Krankheitsbild wird leider heute noch oft mit dem sogenannten Bandscheibenschaden verwechselt, bis man diagnostisch Klarheit schafft. Wegweisend für die Spondylolisthese ist eigentlich schon das klinische Bild: Lendenlordose verstärkt, die paravertebralen Muskelstränge sind in Dauerspannung als vorspringende Wülste tastbar. Die Beweglichkeit der unteren LWS ist aufgehoben, daher besteht auch eine *absolute Kontraindikation* für die manuelle Therapie. Viele Spondylolisthesen bleiben jedoch jahrelang beschwerdefrei und werden erst durch zufällig stattfindende Untersuchungen bemerkt. Bei starker Belastung durch sportliche Aktivität oder auch in der Schwangerschaft kann die bis dahin symptomlose Spondylolisthese allerdings zu erheblichen Beschwerden führen.

Wie schon bemerkt, muß man auch bei der Beurteilung der Krankheitsbilder der unteren LWS die Zusammenhänge zwischen dem Schmerzort, dem klinischen Bild, der Bewegungsstörung und der Art der Ausstrahlung besonders beachten. Es werden hier oft Fehler durch leichtfertige Fehlinterpretationen gemacht, die vermeidbar sind, wenn man sich eben diese Zusammenhänge in jedem Falle vor Augen hält.

Beispiele:

1. Bei Vorliegen einer LWK1-Fraktur ist eine Ischialgie mit neurologischen Irritationen aus L_5/S_1 nicht möglich. Die Ischialgie muß einen anderen Grund haben, der bei der Diagnostik auf alle Fälle berücksichtigt werden muß.

2. Oder es besteht eine Ischialgie und ein Schmerzbefund ohne motorische oder sensible Schädigung an der Peripherie. Lasègue negativ. Das Röntgenbild der LWS zeigt infolge des Alters des Patienten ausgedehnte degenerative Veränderungen. Das Krankheitsbild scheint geklärt. Trotz Therapie verschlechtert sich das Beschwerdebild. Die Ursache ist eine Metastase im oberen Drittel des Oberschenkelknochens. Man hat „vergessen", das Röntgenbild auch auf Hüftgelenk und Oberschenkel auszudehnen.

3. Oder wir finden eine reine „Sakralgie", einen diffusen Schmerz über dem Kreuzbein und der unteren LWS ohne Bewegungsstörung und ohne Ausstrahlungen. Röntgenologisch ist eine Diskopathie und Osteochondrose L_5/S_1 nachzuweisen. Dieser Befund genügt leider oft, um die Beschwerden der Wirbelsäule anzulasten. Die tatsächliche Ursache war in diesem Fall eine chronische Prostatitis.

Merke:
Bei einem lokalisierbaren Schmerzpunkt in einem Segment müssen auch die Art der Schmerzausstrahlung, die neurologische Irritation und die Bewegungsstörung diesem Segment zugeordnet werden können. Der allgemeine klinische Befund muß eindeutig auf dieses Segment hinweisen und andere Erkrankungsmöglichkeiten ausschließen. Erst dann kann man eine vertebragene Ursache annehmen.

Die skoliotischen Fehlstellungen an der unteren und oberen LWS sind als Krankheitsbilder niemals isoliert zu sehen. Von der großbogigen genuinen S-förmigen Skoliose abgesehen, die erstaunlicherweise meist keine Beschwerden verursacht, gibt es die nur über 3–4 Segmente gehenden skoliotischen Fehlhaltungen, die an der unteren LWS häufig sind. Sie haben jedoch immer einen feststellbaren verursachenden Grund, der die eventuellen Beschwerden aus einem solchen Befund erklärt.

Die schwere *Kyphoskoliose* alter Menschen ist ein eindrucksvolles Krankheitsbild, bei dem der Patient oft fast rechtwinklig vorgebeugt einhergeht. Trotz des auffälligen Befundes wird eigentlich erstaunlich wenig über Schmerzen geklagt. Oft handelt es sich dabei nicht um eine Erkrankung der Wirbelsäule an sich, sondern um eine Form des M. Parkinson, die durch den muskulären Haltungsverfall der Rückenmuskulatur verursacht ist.

Die *klinische Untersuchung* des Patienten sollte man möglichst immer nach demselben Schema durchführen, um keine wesentlichen Punkte zu übersehen. Schon beim Eintreten des Patienten sieht man, ob Gangstörungen in Form einer Ataxie, Unsicherheit oder Kurzschrittigkeit vorliegen. Hinkt der Patient, muß beachtet werden, ob dieses Hinken aus der Hüfte, aus dem Knie oder aus den Fußgelenken kommt. Man registriert eine eventuelle Beinverkürzung, verschieden hohe Beckenkämme und die dadurch bedingte Skoliosierung mit der entsprechenden Drehung der Wirbelkörper sowie eine mögliche Drehung des Beckens in der Frontalebene. Man registriert Lordosierung und Kyphosierung der LWS im Stehen und bei Vor-, Rück- und Seitneigung. Es sollte bei der Vorbeugung des stehenden Patienten geprüft werden, ob der Rücken sich harmonisch vorwölbt oder ob streckenweise Abflachungen zu sehen oder auch zu fühlen sind. Man läßt den Patienten je ein Bein gestreckt vorhalten, auf den Zehenspitzen und auf der Ferse gehen.

Im Liegen soll eine orientierende neurologische Untersuchung erfolgen. In jedem Fall muß der Lasègue geprüft werden. Bei Vorliegen einer Beinlängendifferenz schließt sich unmittelbar die Prüfung auf eine echte oder scheinbare Beinverkürzung an. Die Bewegungsprüfung der unteren LWS sollte der Vorgehensweise der oberen LWS entsprechen (siehe Abb. 40 bis 45).

Die Röntgenuntersuchung muß grundsätzlich stehend durchgeführt werden und muß von Th_{12}/L_1 abwärts die gesamte LWS mit den Beckenkämmen und den Hüftgelenken enthalten. Zusätzliche Funktionsaufnahmen sollten dann angefertigt werden, wenn sie zur Differenzierung einzelner Krankheitsbilder notwendig sind.

Die *Behandlung* der unteren LWS bedient sich natürlich auch der schon bei der oberen LWS beschriebenen Weichteil- und artikulierenden Technik, im wesentlichen kommt jedoch die Manipulation mit gezielten Handgriffen zur Anwendung.

Die Manipulationen an der LWS werden in der Regel aus der gleichen Grundstellung heraus ausgeführt.

Der Patient liegt auf der Seite, auf der die Bewegungsstörung nachgewiesen werden konnte. Unter den Kopf des Patienten gehört ein Kissen. Der Patient wird ganz an den Rand der Liege herangezogen, so daß Körperkontakt mit dem Arzt stattfinden kann. Das unten liegende Bein wird gestreckt, das oben liegende gebeugt und so über den Rand der Liege gezogen, daß der Arzt sein Knie darauflegen kann. Dabei hat es sich bewährt, die Fußspitze des oben liegenden in die Kniekehle des unten liegenden Beines einzuhängen. Je mehr das oben liegende Bein gebeugt wird, desto mehr Kyphose der Lendenwirbelsäule wird erreicht, je weniger es gebeugt wird, desto mehr wird die Lordose der Lendenwirbelsäule verstärkt. Die oben liegende Schulter wird zurückgedreht (Abb. 46). In dieser Stellung wird der Patient möglichst durch lockerndes Einschaukeln und Mitatmen entspannt.

Aus der Grundstellung heraus erfolgt nun die Kontaktnahme des Arztes mit seinem Daumenballen an der rechten Seite des lumbalen Dornfortsatzes L_4/L_5. Die Schulter des Patienten wird mit dem Ellenbogen des Arztes gegen den Tisch gehalten. In Ausatmung wird nach Druckpunktnahme ein leichter Druck auf die Dornfortsätze L_4/L_5 ausgeübt (Abb. 47). Durch Beugung und Festhalten des Oberschenkels des Patienten wird die Stellung der Wirbelsäule so eingerichtet, daß unter dem zu reponierenden Segment keine Bewegungen mehr stattfinden. Das untere Segment wird sozusagen verriegelt.

Mit dem Knie soll der Arzt das Becken des Patienten in der gewünschten Stellung so weit fixieren, bis ein Anschlagpunkt erreicht wird. Auch die Schulter wird bis zum Anschlagpunkt zurückgedreht. In Ausatmung des Patienten (Mitatmen des Arztes) wird nun mit dem Knie noch ein kleiner Impuls zugegeben, während gleichzeitig die paravertebral ansetzende Kon-

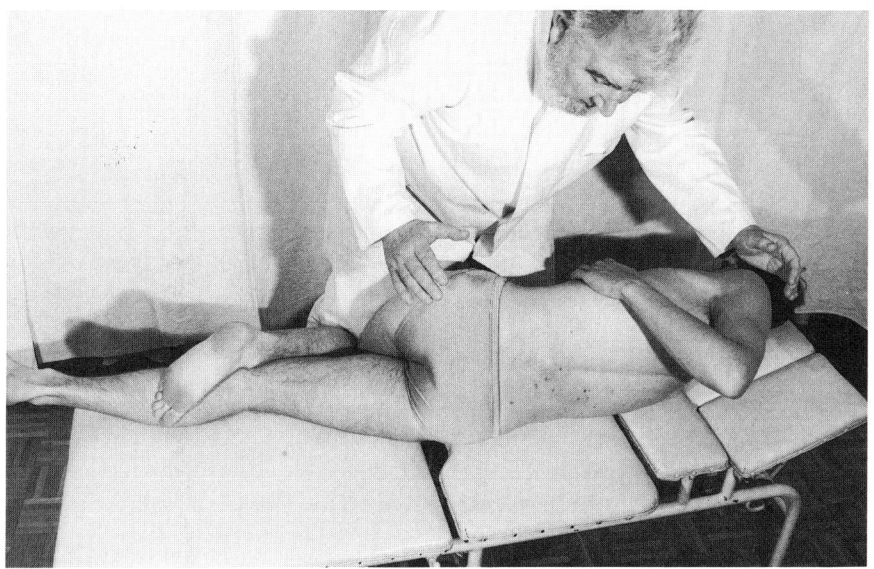

Abb. 46:   Grundstellung für die lumbale Behandlungstechnik

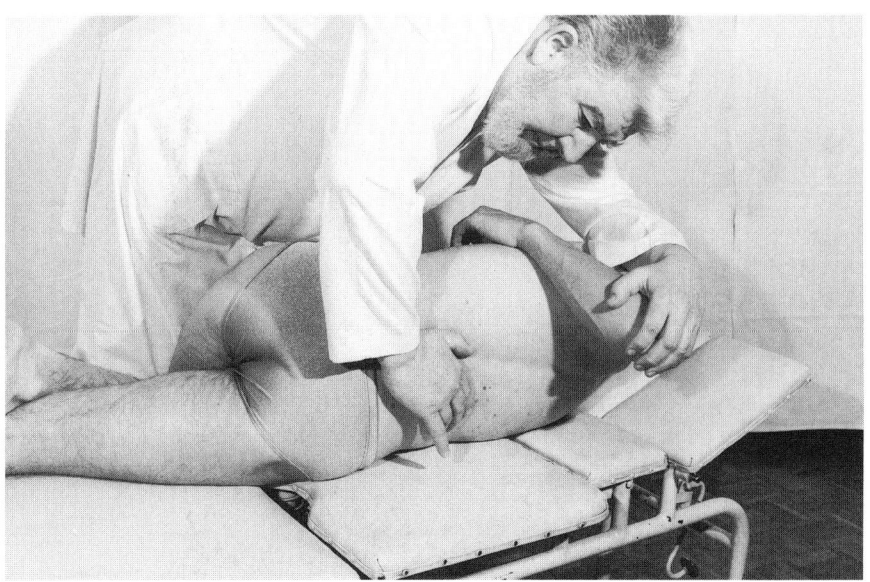

Abb. 47:   Manipulation an der LWS in Höhe von L_4/L_5

takthand nach unten drückt (Abb. 48). Die fixierende Hand an der Schulter des Patienten sollte ruhig bleiben.

Eine Modifikation der bisher dargestellten Technik besteht darin, daß die Schulter des Patienten nicht mit der Hand, sondern mit dem Ellenbogen des Arztes zurückgedreht und fixiert wird, um beide Hände eventuell paravertebral angreifen zu lassen (Abb. 49).

Es können so beide Daumen des Arztes an zwei benachbarten Segmenten angreifen. Gleichzeitig wurde eine mehr lordotische Grundstellung eingenommen (Abb. 50). In dieser Haltung können zwei Segmente eventuell gleichzeitig, gleichsinnig oder gegenläufig behandelt werden. Natürlich kann auch ein Segment festgehalten und das andere dagegenbewegt werden.

Die Reposition kann auch so durchgeführt werden, daß der Daumenballenkontakt an der tischnahen Seite der LWS stattfindet. Dadurch wird das betreffende Segment fixiert. Die manipulierende Bewegung erfolgt am Oberschenkel des Patienten, der mit dem Knie des Arztes bewegt wird

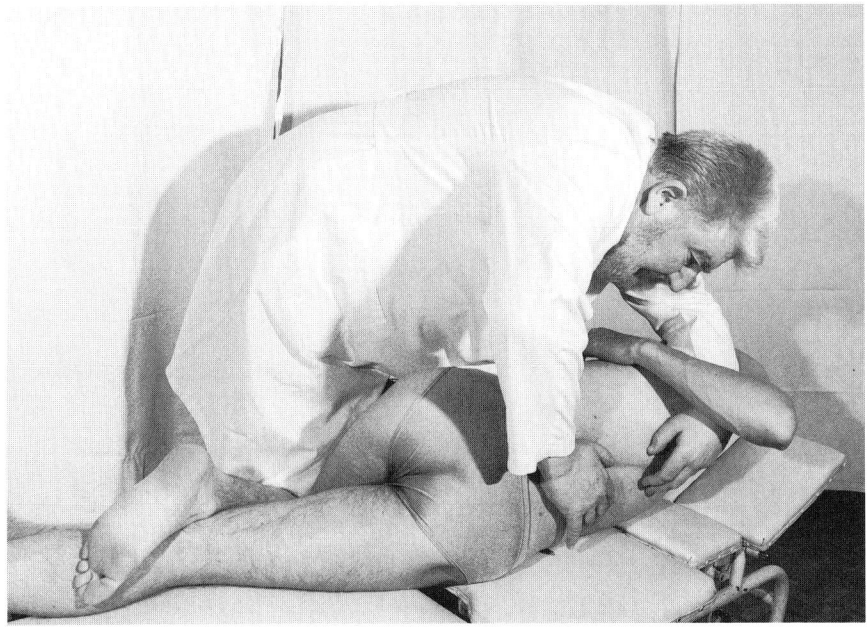

Abb. 48:   Manipulation an L_4/L_5 mit zusätzlichem Knieimpuls

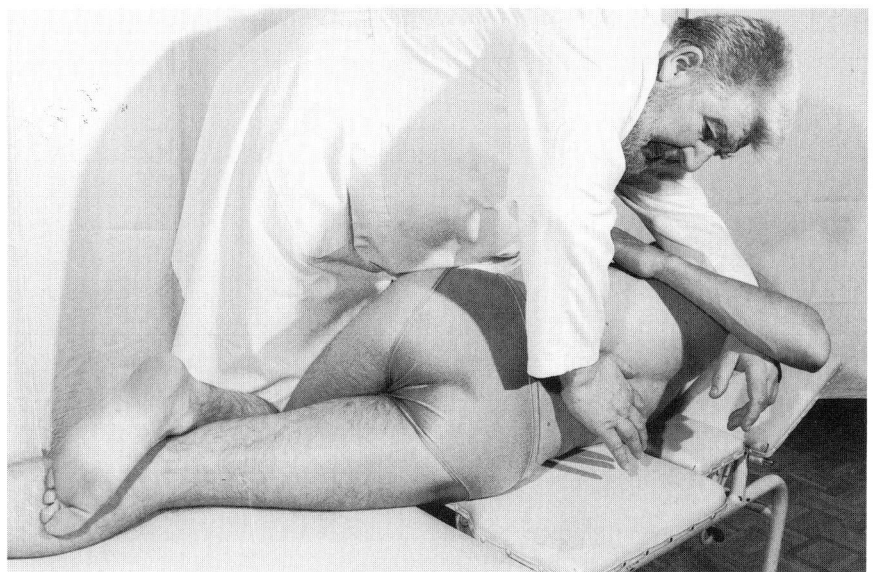

Abb. 49:   Modifikation der lumbalen Behandlungstechnik

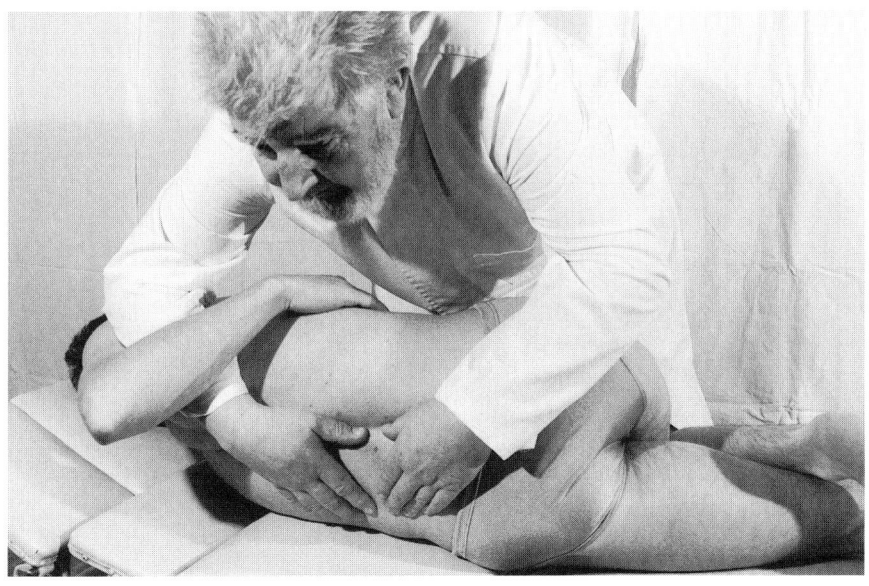

Abb. 50:   Behandlung an zwei benachbarten Segmenten

(Abb. 51). Es kann dabei *vor* der Druckpunktnahme die Kyphose bzw. Lordose der Wirbelsäule im Hinblick auf das zu behandelnde Segment subtil eingestellt werden.

Eine andere Grifftechnik ermöglicht zwei nebeneinander liegende Dornfortsätze der LWS gleichzeitig gegeneinander zu bewegen. Die linke Hand fixiert das betroffene Segment über den Dornfortsatz. Die Einstellung zur Druckpunktnahme geschieht mit dem Knie des Arztes auf dem gebeugten Oberschenkel des Patienten. Mit dem rechten Ellenbogen hält der Arzt die Schulter des Patienten gegen den Tisch fest, greift durch den gebeugten Arm des Patienten und hat die Hand frei für den zweiten Dornfortsatzkontakt (Abb. 52). Die linke Hand des Arztes hält fest, die rechte manipuliert.

Diese Technik ist für Fehlsituationen (Hypomobilitäten) der oberen LWS genauso anwendbar wie bis in das Segment L_5/S_1. Es muß lediglich mittels stärkerer oder geringerer Beugung des oben liegenden Oberschenkels des Patienten mehr oder weniger Kyphose bzw. Lordose der LWS eingestellt werden. Das zu behandelnde Segment sollte im Scheitelpunkt der LWS-Krümmung liegen.

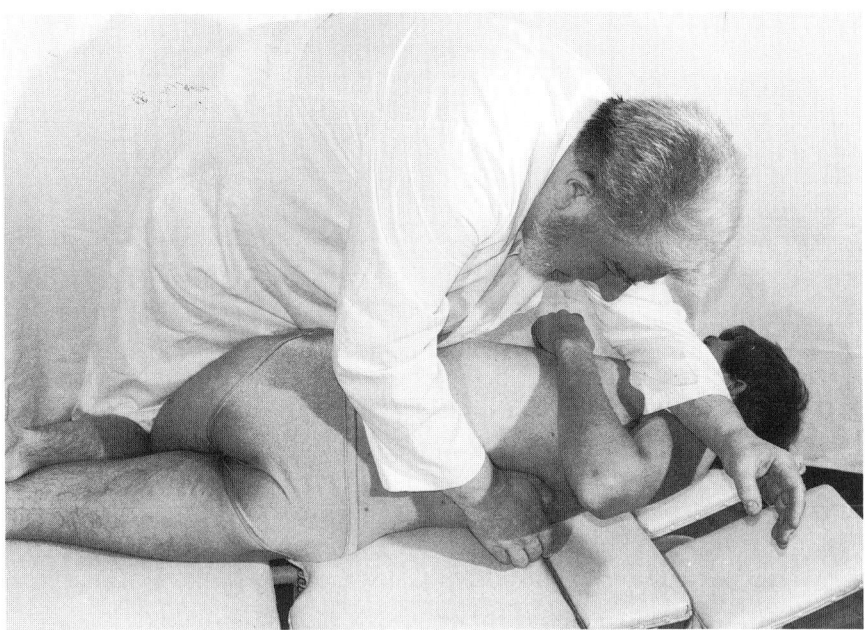

Abb. 51: Manipulation bei fixierter LWS durch Hebelwirkung
am Oberschenkel

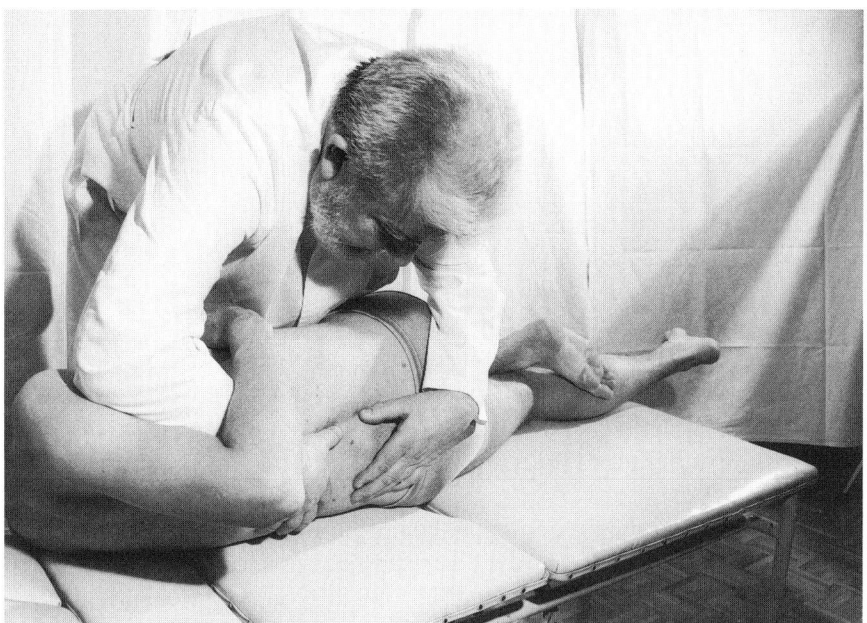

Abb. 52: Gegenläufige Manipulation zweier benachbarter
Wirbelsäulensegmente über die Dornfortsätze

4.3 Ischialgie, lumbale Bandscheibenprotrusion bzw. -prolaps

Immer wieder stößt man auf die weitverbreitete und von Hoffnungen ge-
nährte Ansicht bei Patienten – gelegentlich leider auch bei Kollegen –, daß
die Lumboischialgie bzw. das Bandscheibensyndrom *das* Anwendungsgebiet
der manuellen Medizin sei. Diesem Fehlverständnis soll an dieser Stelle
energisch widersprochen werden.

Gerade bei diesem Symptomenkomplex ist eine sehr umfassende und dif-
ferenzierende Diagnostik notwendig. Je besser diese Diagnostik ist, desto
weniger Indikationen für den Einsatz einer manuellen Therapie wird man
finden können. Die Schäden, die durch eine nicht indizierte gezielte Manipulation an einem bandscheibengeschädigten Segment angerichtet werden, sind
teilweise irreversibel. So ist es für den Patienten hilfreicher, wenn wir zwar
zu seiner Enttäuschung – denn er hat sich einen „schnellen Griff" erwartet –
nein sagen, als daß wir eben mit diesem „schnellen Griff" eine Operationsindikation oder eine Lähmung produzieren.

Die *Ischialgie* ist ein klar umrissenes Krankheitsbild: Schmerz aus der Lumbalregion ausstrahlend in das Bein und den Fuß. Dabei sind die Art, die Weite und der Ort der Ausstrahlung wesentlich. Ein ausstrahlender Schmerz von der Gegend L_1 bis in die Glutäalfalte ist keine Ischialgie. Auch die Ausstrahlung vom Iliosakralgelenk über die Außenseite des Oberschenkels ist keine Ischialgie.

Vielmehr muß das Schmerzband klar und deutlich dem Nervenverlauf folgen, bis in die entsprechenden Dermatome von L_4, L_5 und S_1 ausstrahlen und dort eventuell sowohl motorische als auch sensible Ausfälle verursachen.

Ischialgiforme Symptome können auch ohne Beteiligung der Wirbelsäule entstehen. Ursachen sind beispielsweise Metastasen im oberen Femurdrittel, Hämatome im Glutäus, abgebrochene Injektionsnadeln im Glutäus oder auch das Vorliegen einer retrozökalen Appendizitis usw. Bei genauer Untersuchung und differenzierender Diagnostik dürfte es eigentlich hier keine Unsicherheit geben.

Die Untersuchung muß im Stehen beginnen. Schon da sieht man oft eine leichte Vor- und Seitbeugung des Oberkörpers, das schmerzhafte Bein wird gebeugt gehalten (Abb. 53). Man läßt vorbeugen und auf Zehen und Ferse *gehen* (nicht nur aufheben oder andeuten!), um eventuell vorhandene motorische Schädigungen zu erkennen.

Im Liegen wird nach einer übersichtlichen neurologischen Untersuchung, bei der auch an die Bauchdeckenreflexe gedacht werden muß, insbesondere beidseits das Lasèguesche Zeichen geprüft. Die Funktion des M. psoas wird mit einer Hand durch die entspannte Bauchdecke ertastet, wenn der Patient versucht, das Bein dieser Seite gestreckt hochzuheben. Man spürt dann die Anspannung des M. psoas, die ohne Schmerz erfolgen sollte.

Die echte „radikuläre Ischialgie" hat eine typische Bewegungsstörung. Bei Vorbeugung des Rumpfes wird das Knie der betroffenen Seite gebeugt, und der Oberkörper weicht zur schmerzhaften Seite hin aus (Abb. 56). Das Lasèguesche Zeichen ist schon bei etwa 30° positiv, d. h., die gestreckte Hebung des schmerzhaften Beines ist nur ganz gering möglich.

Es gibt verschiedene Stadien im Krankheitsbild der Ischialgie, die zu unterscheiden für die Indikationsstellung eines manuellen Eingriffs sehr wesentlich ist. Wenn man davon ausgeht, daß die echte radikuläre Ischialgie durch eine Raumnot im Foramen intervertebrale der Segmente L_4, L_5 oder S_1 zustande kommt, so ist die Ausprägung und Schwere des klinischen Bildes ein Hinweis dafür, wie stark und bedrohlich die Radix beeinflußt wird.

Das *1. Stadium* ist gekennzeichnet durch rezidivierende Ischialgie, sogenannte Schmerzanfälle. Ein oft unbedeutender Anlaß führt zu einem akuten

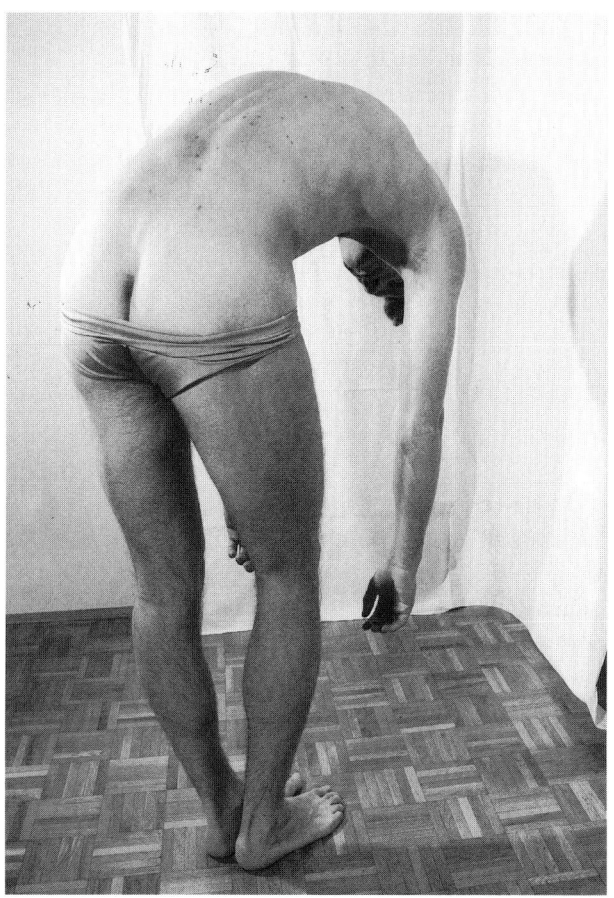

Abb. 53: Typisches Bild bei echter
radikulärer Ischialgie

lumbalen, schmerzhaft blockierenden Krankheitsbild, das aber bald in die
schmerzhafte Ischialgie übergeht. Dabei wird eine lumbale Schonhaltung
eingenommen, so daß eine Skoliosierung der LWS entsteht, die mit der
Konvexität dem Schmerz ausweicht. Auch ohne Therapie klingt dieses
Krankheitsbild mit Ruhe und Schonung relativ rasch ab.

Das 2. *Stadium* entwickelt sich aus dem 1. Stadium zu einer manifesten
Ischialgie und ist durch lageunabhängigen Dauerschmerz gekennzeichnet.
Hier ist die Ausweichskoliose obligatorisch, der Patient hat in Bewegung
mehr Erleichterung als im Liegen. Der Rückenschmerz ist nicht mehr we-

sentlich, alles konzentriert sich auf das Bein. Periphere Schädigungen können indes noch fehlen.

Das *3. Stadium* imponiert durch eine akute Ischialgie mit motorischen und auch sensiblen peripheren Schädigungen, die dem Bild des akuten Bandscheibenvorfalls entsprechen. Stehen und Gehen ist fast nicht mehr möglich; der Patient steht verkrümmt mit gebeugtem Knie, auch Lageveränderungen bringen keine Besserung. Es besteht meist schon eine Peronäusschwäche, der Patellarsehnenreflex kann, der Achillessehnenreflex muß fehlen. Im Segment L_5/S_1 besteht eine Gefühlsempfindungsstörung. Der Lasègue ist schon bei geringster Elevation gelegentlich sogar beider Beine positiv.

Was bedeuten diese Stadien für die manuelle Medizin?

Die Bewegungsprüfung gibt uns Entscheidungshilfen für die Indikation zur Manipulation. Stadium 1 hat noch relativ gute Bewegungsmöglichkeiten in der unteren LWS. In der Regel ist eine bestimmte Bewegung behindert, und zwar diejenige, die der Ausweichskoliose entgegensteht. Daher ist in diesem Fall auch noch eine bedingte Indikation für den Einsatz der manuellen Therapie zu diskutieren. Man muß damit rechnen, daß durch die Fehlstellung von L_4 gegen L_5 (oder von L_5 gegen S_1) eine relative Raumnot im Foramen intervertebrale einer Seite besteht und dadurch auch der umgebende Bandapparat unter besonderer Spannung steht. Daher ist für den manipulativen Einsatz sehr genau zu überlegen, nach welcher Seite gedreht werden kann. Die freie Richtung in der Bewegungsprüfung gibt die Manipulationsrichtung an. Dreht man jetzt zur falschen Seite, so kommt es zur akuten Schmerzverstärkung. Trotz Widerstandes des Patienten kann der Einriß des umgebenden Bandapparates und des Faserringes der Bandscheibe resultieren, was dann zu einem klassischen Bandscheibenprolaps führt.

Es sind also durchaus die Indikation und die Möglichkeit eines manipulativen Eingriffs gegeben, wenn die vorherige Allgemeinuntersuchung und die Bewegungsprüfung absolut sicher die freie Bewegungsrichtung festgestellt haben, in die dann vorsichtig manipuliert werden darf. Die freie Richtung wird meist diejenige sein, die aus der Konvexität der Ausweichskoliose herausführt.

Das Stadium 2 der manifesten Ischialgie kann man schon als fixierte Protrusion bezeichnen. Die Bewegungen der unteren LWS sind nach allen Richtungen stark eingeschränkt. Vorbeugung ist nur in Seitabweichung des Oberkörpers und Beugung im Kniegelenk des schmerzhaften Beines möglich. Periphere neurologische Schädigungen können noch fehlen. Das Lasèguesche Zeichen ist schon bei geringster Beugung im Hüftgelenk positiv. In diesem Fall besteht keine Indikation für eine manuelle Therapie. Es muß mit

Ruhigstellung, physikalischer Therapie und Medikamenten versucht werden, den schmerzhaften Zustand zu durchbrechen. Nach Besserung des Schmerzbildes sollte eine erneute Bewegungsprüfung erfolgen. Oft zeigt sich schon dann, daß das Stadium 2 in das Stadium 1 zurückgegangen ist und mit einer schonenden manuellen Behandlung geholfen werden kann.

In den meisten Fällen des Stadiums 2 wird heute im Zuge der Behandlung ein CT durchgeführt, das manchmal eindeutige Prolapsbilder zeigt, die sogleich eine Operation ratsam erscheinen lassen. Dazu muß man sagen, daß selbst diese eindeutigen Prolapsbefunde für sich gesehen durchaus noch keine Operationsindikation darstellen müssen, weil das Stadium 2 der Ischialgie oft bei entsprechend sinnvoller Behandlung in das Stadium 1 übergehen kann und dann auch konservativ manuell noch behandelbar ist. Des weiteren muß zum CT-Befund des Bandscheibenvorfalls auch das klinische Bild mit entsprechenden peripheren neurologischen Schädigungen passen, bevor man sich zu einer Operation entschließt. Immer wieder gibt es auch Prolapsbefunde, die lange Zeit klinisch stumm bleiben können. Erst durch ein unbedeutendes, z. B. traumatisches Ereignis wird der pathologische Befund erhoben, und man wundert sich, daß nicht schon lange vorher Beschwerden bestanden haben.

Hier muß auch noch kurz der relativ häufige Befund der Vertebro- oder Spinalkanalstenose erwähnt werden, der als knöchern verursachte Raumnot im Foramen intervertebrale definiert werden kann. Das klinische Bild der Ischialgie im Stadium 2 herrscht hier vor, und eine manuelle Therapie ist nicht indiziert. Auch ein operatives Vorgehen muß hier gut überlegt werden, weil gerade diese Gruppe der Patienten unter vermehrten bzw. fortbestehenden postoperativen Beschwerden leidet.

Aus dem klinischen Bild und der Bewegungsprüfung geht unmittelbar hervor, daß im Stadium 3 einer Ischialgie eine manuelle Therapie nicht indiziert, ja sogar verboten ist. Es ist auch gar nicht möglich, überhaupt einen Griff anzusetzen.

Zusammenfassend kann man sagen, daß das Lasèguesche Zeichen ein Kriterium darstellt, um die Schwere und auch die Prognose einer Ischialgie einzuschätzen. Selbstverständlich ist in zweiter Linie die Bewegungsprüfung prognostisch wichtig und entscheidend darüber, ob eine manuelle Therapie angewandt werden kann. Die Operationsindikation ist dann zwingend, wenn die Bewegungsprüfung keine freie Richtung erkennen läßt, wenn der Lasègue schon sehr früh positiv wird und wenn bereits periphere neurologische Schädigungen sich andeuten bzw. vorhanden sind.

5 Die Krankheitsbilder des Beckens

Der für den chirotherapeutisch Tätigen umfangreiche Problemkreis Becken soll nun an einigen exemplarischen Krankheitsbildern besprochen werden, wobei den Iliosakralgelenken am Schluß dieses Kapitels eine herausgehobene Stellung eingeräumt wurde.

Die reine *Sakralgie* ist durch Schmerz über den Muskelansatzpunkten ohne Fehlstellung, ohne Bewegungsstörung und ohne Ausstrahlungsschmerz geprägt.

Ein klassisches Beispiel ist die Prostatitis des jungen Mannes (Kongestionsprostatitis). Die gut- oder bösartige Hyperplasie der Prostata im Alter hingegen macht keine lumbal ausstrahlenden Beschwerden.

Die Adnexerkrankungen der Frauen und alle Erkrankungen des Enddarms kommen als Auslöser in Frage, weshalb eine besondere Aufmerksamkeit mit entsprechenden Untersuchungen nötig ist.

Selbstverständlich besteht in diesen Fällen keine Indikation für eine manuelle Therapie. Wie oft wird aber gerade bei solchen „Lumbalgien" oder „Sakralgien" einfach einmal „herumprobiert", bevor man sich mit den aufwendigen differentialdiagnostischen Problemen belastet.

Die einzige Möglichkeit für eine rein myalgische Ursache einer Lumbalgie oder Sakralgie ist die sportliche oder arbeitsbedingte Überlastung. Hier ist lediglich die physikalische Therapie angezeigt und erfolgreich.

Der muskuläre Glutäusschmerz kommt meist nur in Verbindung mit Beckenfehlstellungen vor, die eine muskuläre Korrektur erfordern. Daher ist in der Regel eine einseitige Verspannung des M. glutaeus tastbar und oft auch durch ein Höherstehen der Glutäusfalte auf dieser Seite sichtbar. Abszesse oder Hämatome der Gesäßhälften nach traumatischen Ereignissen können einen Glutäusschmerz auslösen. Insbesondere tiefliegende Hämatome bei Antikoagulanzien-Patienten nach i.m. Injektionen bleiben der Blickdiagnostik verborgen und können so als Ischialgie oder Sakralgie fehlgedeutet werden.

Myogelosen am Beckenkamm und den Ansatzstellen des Musculus erector trunci sprechen dafür, daß seit langer Zeit Fehlsituationen auf die Ansatzpunkte der Muskulatur einwirken. Die Gründe liegen in Beckenfehlstellungen, Fehlhaltungen oder Überlastung bei Training, Sport bzw. Arbeit. Die

Therapie richtet sich natürlich nach der Ursache, wobei begleitend alle physikotherapeutischen und physiotherapeutischen Methoden angewandt werden.

Der *Ausstrahlungsschmerz in die Hüftgegend* (Lumbokoxalgie) macht eine besondere Diagnostik notwendig. In dieser Situation sind die Bewegungsprüfung des Hüftgelenks und die Feststellung derjenigen Situation, die zum Schmerz führt, wegweisend. Der Koxarthroseschmerz muß hiervon klar abgegrenzt werden.

Am Becken treten an bestimmten Prädilektionsstellen Tendopathien auf. Schmerzen werden z. B. an den Ansätzen des Lig. iliolumbale geklagt. Beckenfehlstellungen, sportliche Überlastung beim Tennis, Golf, Judo, Schitorlauf- und Gymnastiktraining sowie Krafttraining mit belasteter Drehung des Oberkörpers sind die häufigsten Ursachen.

Die Bursitis trochanterica ist ein zwar seltenes, aber eindrucksvolles Krankheitsbild. Meist posttraumatisch, wird es als „Hüftschmerz" oder auch als „Ischialgie" fehldiagnostiziert. Ein weiteres Krankheitsbild ist die Tendinopathie des Leistenbandes bzw. der Adduktorenansätze. Die Ursache liegt hauptsächlich in sportlicher Fehlbelastung oder Überbelastung. Die einzig sinnvolle Therapie besteht im Aufsuchen des irritierten Sehnenansatzes am Leistenband und Anspritzen mit Lokalanästhetikum oder eventuell mit Cortison-Präparaten. Bei richtiger Diagnose und Injektion am richtigen Ort ist sofortige Heilung möglich.

Das wesentlichste Krankheitsbild für die manuelle Therapie ist die *Beckenfehlstellung*. Besteht eine solche Fehlstellung, muß weiter differenziert werden zwischen dem Beckenschiefstand, der Beckentorsion oder einer kombinierten Fehlstellung. Der „einfache" Beckenschiefstand ist entgegen vielen Publikationen sehr selten, denn das Becken kann sich eigentlich nur der Form einer Acht ähnlich drehend und schraubend bewegen. Der „echte" Beckenschiefstand wird hauptsächlich nur bei einer „echten" Verkürzung eines Beines stattfinden. Die scheinbare Beinverkürzung, z. B. durch Blokkierung eines Iliosakralgelenkes, hat sowohl einen Beckenschiefstand als auch eine Verdrehung des Beckens zur Folge.

Bei Vorliegen einer echten Beinverkürzung verfahren wir bezüglich der Ausgleichskorrektur nach folgendem Schema:
Verkürzung   bis 5 mm: keine Korrektur
Verkürzung über 5 mm: Sohlenauflage bis zur Hälfte der Differenz

Eine klinische oder sogar röntgenologische Kontrolle des Beckenkammstandes mit der verordneten Einlage oder Sohlenauflage ist unbedingt erforderlich.

Ein sehr häufiges Krankheitsbild ist die *Beckentorsion*. Klinisch imponiert eine 8erförmige Drehung des Beckens und des Kreuzbeins um die zentrale Achse. Entsprechend dieser Bewegung wird die daraus resultierende Fehlstellung auch „Beckenverwringung" genannt. Die Ursache ist oft ein Unfallgeschehen. Das Krankheitsbild ist dann durch Schmerz über dem Kreuzbein und der LWS, Bewegungseinschränkung bei Bewegungen gegen die Drehung des Beckens, oft auch durch ausstrahlende Schmerzen bis in beide Oberschenkel geprägt. Die Verwechslung mit einer Ischialgie oder einem Bandscheibenschaden ist besonders dann häufig, wenn zufällig im Röntgenbild Hinweise auf solche Erkrankungen zu sehen sind.

Klinisch wird man auf die Diagnose einer Beckentorsion aufmerksam, wenn ein Beckenkamm und die Spina iliaca ventralis dieser Seite höher steht. Das Bein der höher stehenden Seite erscheint kürzer. Diese scheinbare Beinverkürzung prüft man über das Vorlaufphänomen im Liegen nach Derbolowsky (s. H. Frisch, Programmierte Untersuchung des Bewegungsapparates, Springer Verlag, S. 165 ff.). Die Bewegung des Beckens nach der Seite des höheren Beckenkamms ist erschwert bzw. schmerzhaft behindert. Die Folge der Beckenverwringung ist die Torsionsskoliose der LWS ab L_5 aufwärts, meist mit einem Umschlagpunkt in Höhe L_1. Die Drehung der Wirbelkörper richtet sich in die Konvexität zur tiefer stehenden Seite hin.

Das typische Röntgenbild ist dadurch gekennzeichnet, daß die Achse des Kreuzbeins neben der Achse der Symphyse verläuft, und zwar bei Linkstorsion rechts und bei der Rechtstorsion links von der Achse. Das nach hinten oben gedrehte Ilium erscheint im sagittalen Strahlengang schmaler als das andere. Des weiteren kann eine Stufe in der Symphysenfuge vorkommen. Diese Stufe entsteht nur bei zusätzlichem Vorliegen einer Bänderschwäche, hypermobiler Symphyse, nach Geburten oder schwereren Traumen. Liegt eine Symphysenstufe vor, sollte an die Beckentorsion gedacht und diesbezüglich untersucht werden.

Selbstverständlich muß der Patient im Stehen und im Liegen in seiner Beweglichkeit von den Fußgelenken über Knie- und Hüftgelenke untersucht werden.

Die Weichteilbehandlung des Beckens hält sich weitgehend an die Behandlung der unteren LWS im Sinne der klassischen Massage (siehe dort). Die mobilisierende artikulierende Behandlung ist ebenfalls derjenigen für die untere LWS zu entnehmen. An dieser Stelle sollen jedoch noch zwei Griffe vorgestellt werden (Abb. 54 und 55), die sich vorwiegend zur Mobilisierung der am Becken beteiligten Gelenke eignen, aber auch zur Behandlung der unteren LWS angewandt werden können.

Die Krankheitsbilder des Beckens

Zunächst kann durch starkes Beugen je eines Oberschenkels des Patienten und Anfedern an seinen Körper in Rückenlage – soweit diese Bewegung als möglich und schmerzfrei bei der Bewegungsprüfung erkannt wurde – ein entspannender Effekt auf die untere LWS, das Iliosakral- und das Hüftgelenk erzielt werden (Abb. 54).

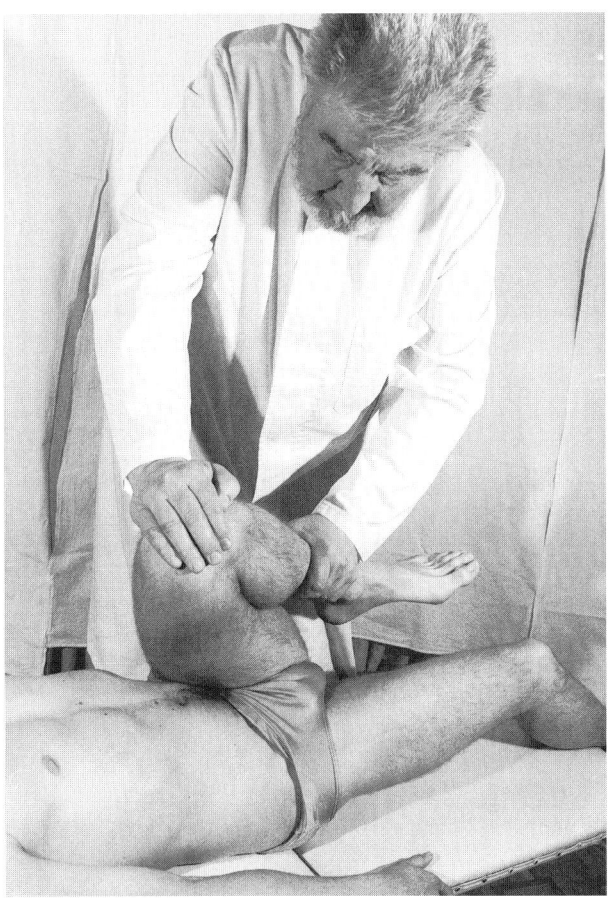

Abb. 54:   Mobilisierung der unteren LWS, Hüft- und
           Iliosakralgelenke

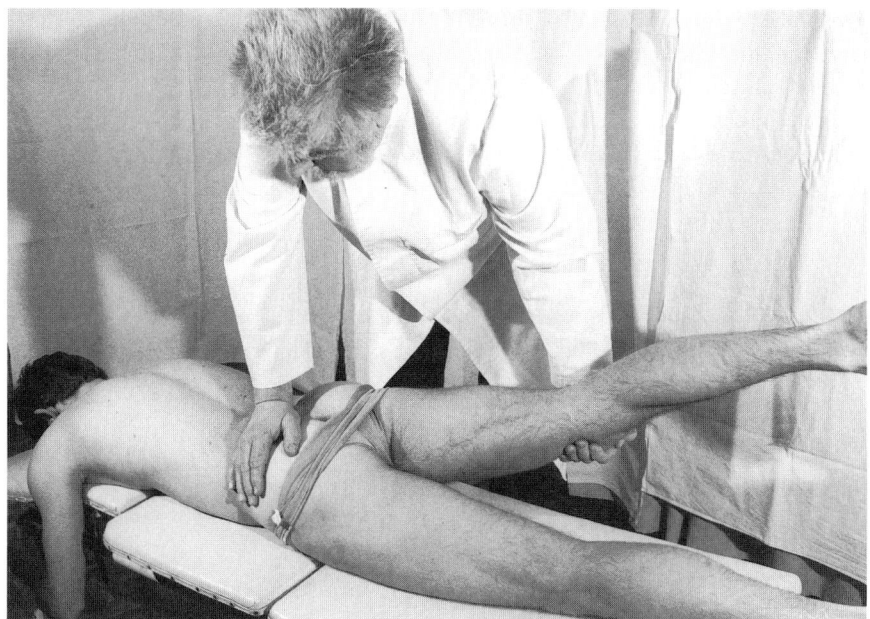

Abb. 55:   Mobilisierung der unteren LWS, Hüft- und Iliosakralgelenke

Eine weitere Möglichkeit besteht in Bauchlage des Patienten: Der Arzt steht auf der Seite, an der er das Bein des Patienten hochheben will. Mit der einen Hand faßt der Arzt unter das gestreckte Knie des Patienten und führt dieses Bein nach oben, während die andere Hand die Gegenseite des Beckens des Patienten am Tisch festhält (Abb. 55). Diese Bewegung kann ruckartig in Ausatmung des Patienten stattfinden, also als einmaliger Griff, oder sie kann wiegend, weich und rhythmisch federnd mehrmals wiederholt werden.

Spezielle Behandlungstechniken ergeben sich aus der Problematik der sakroiliakalen Affektionen, die dort besprochen werden.

Die *Iliosakralgelenksblockierung* kann man auch als den klassischen „Hexenschuß" bezeichnen. Die Beschwerden treten meist plötzlich nach einer Fehlbelastung beim Sport, bei der Arbeit oder auch im Alltag auf. Berücksichtigt man diesen Entstehungsmechanismus, muß eigentlich eher von einer Distorsion gesprochen werden. Die Blockierung stellt sich erst bei der Bewegungsprüfung heraus. Klinisch imponiert eine Gangstellung im Stand. Der Patient klagt über Schmerzen in der betroffenen Kreuzdarmbeinfuge.

Manchmal kommt es auch zu ausstrahlenden Schmerzen in die Glutäal- und dorsale Oberschenkelregion, was zu Verwechslungen mit einer Ischialgie führen kann.

Die Untersuchung einer Iliosakralgelenksblockierung kennt einige typische Befunde, wie z. B. die klassischen Zeichen nach Menell und Piédallu.

A. Die *Menellschen Zeichen:*

1. Die Spina iliaca dorsalis cranialis der blockierten Seite steht tiefer, wenn das Ilium gegen das Sakrum mit Drehung (Rotation) nach hinten blockiert ist (Abb. 56).

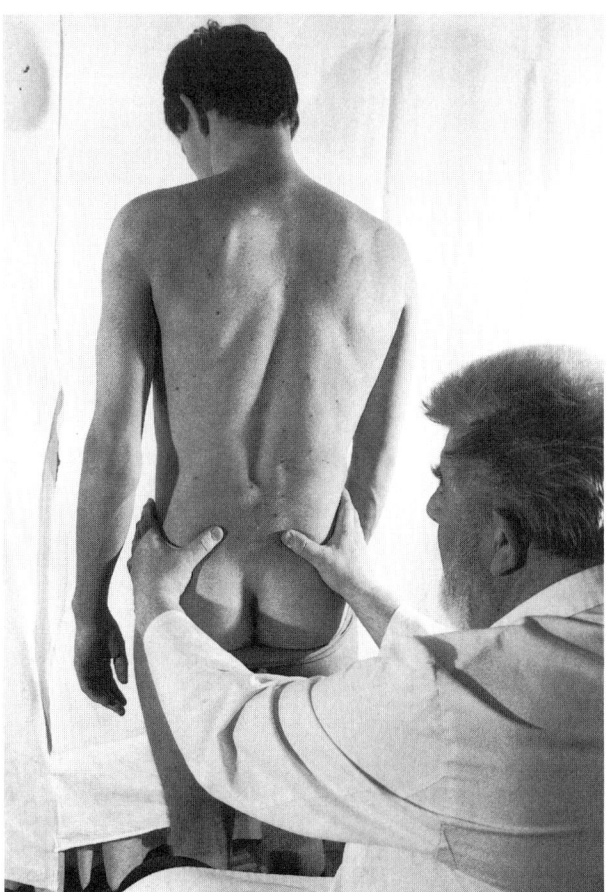

Abb. 56: 1. Menellsches Zeichen

2. Die sakroiliakale Schonhaltung nach der Schmerzseite, die sogenannte Gangstellung im Stand (Abb. 57).
3. Der Lasègue ist bei Diskopathie positiv oder verstärkt, bei sakroiliakaler Affektion negativ.
4. Kontralaterales Auftreten des Lasègueschen Zeichens spricht für sakroiliakale Affektion.
5. Die Seitneigung ist bei sakroiliakaler Affektion gut möglich, bei Diskopathie behindert oder schmerzhaft (Abb. 58).

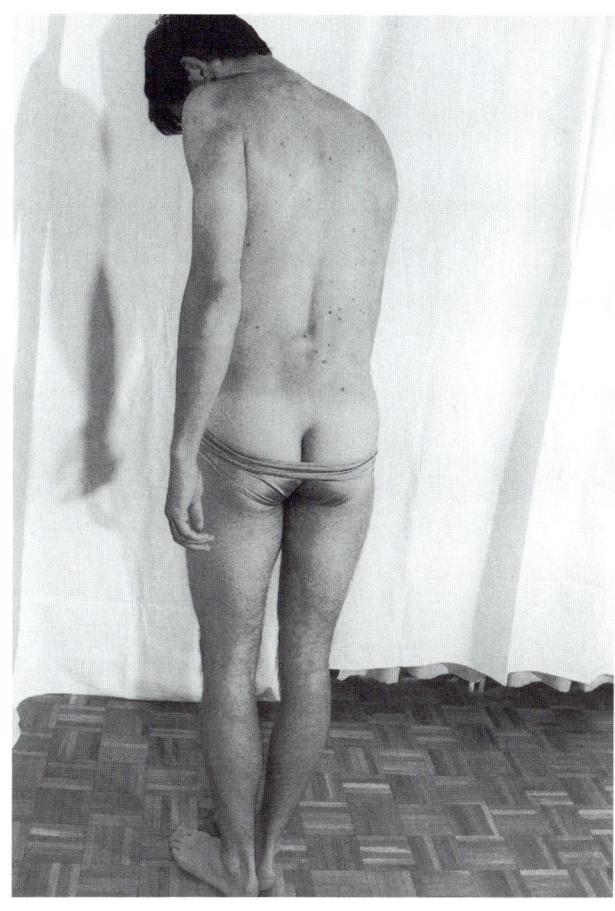

Abb. 57:   2. Menellsches Zeichen

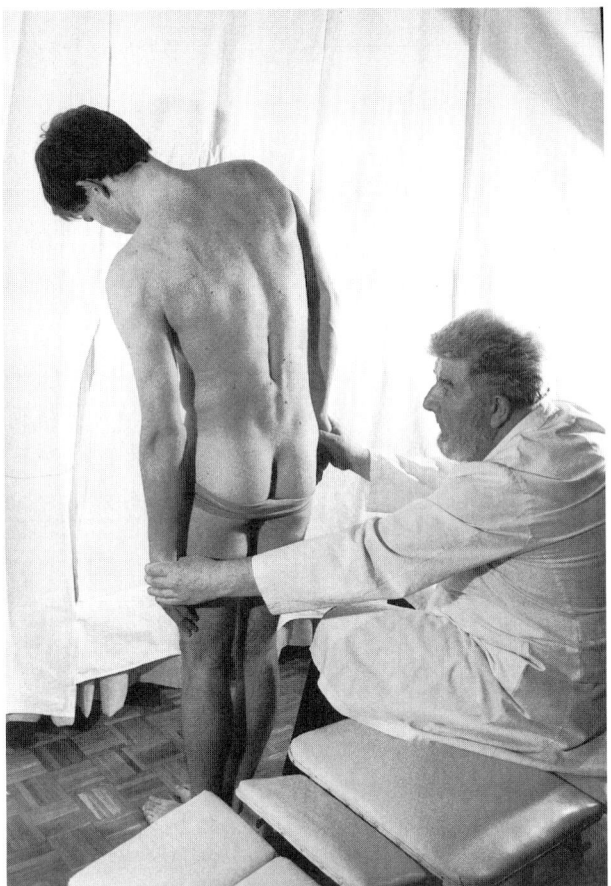

Abb. 58:   5. Menellsches Zeichen

B. Die *Zeichen von Pièrre Piédallu:*
1. Die Spina iliaca dorsalis cranialis steht beim sitzenden Patienten auf der blockierten Seite tiefer. Für die stehende Untersuchung muß Klarheit über die Beinlänge bestehen. Bei gleich langen Beinen steht ebenso die blockierte Seite tiefer.
2. Im Stehen wie im Sitzen verschiebt sich bei Vorbeugung des Rumpfes die Spina der blockierten Seite stärker nach oben als die der gesunden Seite (Abb. 59 und 60). Dieser Befund ist als Vorlaufphänomen bekannt.

90

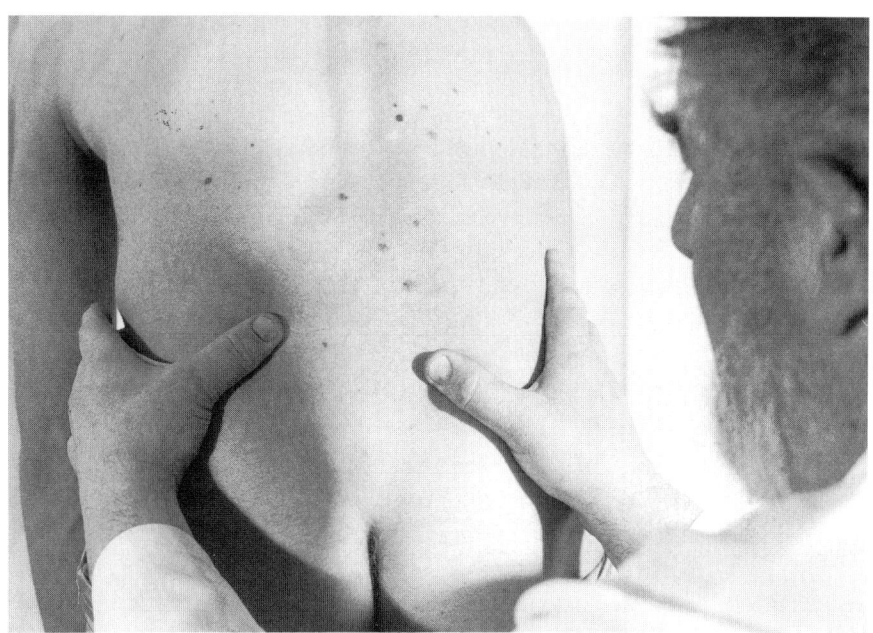

Abb. 59:   Vorlaufphänomen am stehenden Patienten

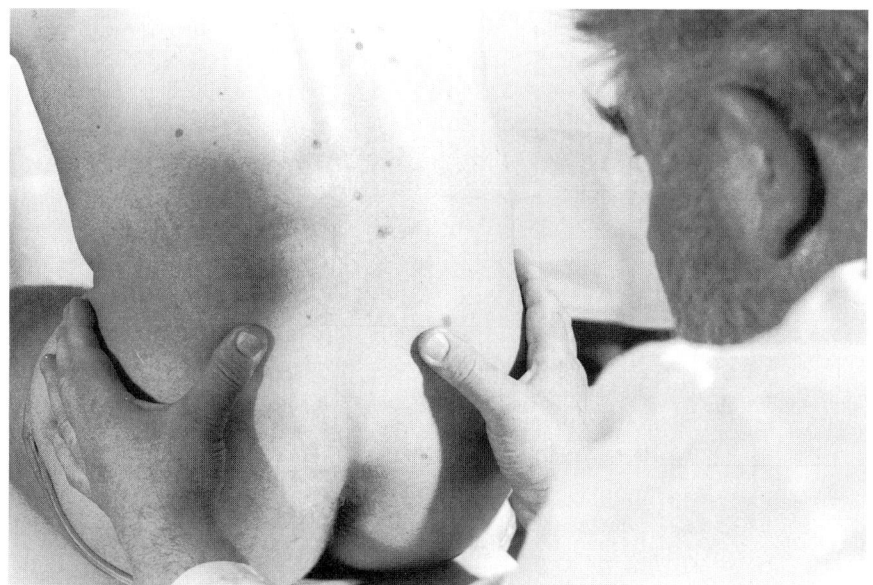

Abb. 60:   Vorlaufphänomen am sitzenden Patienten

3. Durch Drehung des Iliums entsteht auf der betroffenen Seite der Eindruck eines zu kurzen Beines.

Die klinische Untersuchung gibt uns noch weitere spezielle Kriterien einer Beteiligung der Kreuzdarmbeinfugen an die Hand. Beim Federungstest (Abb. 61) befindet sich der Patient in Bauchlage auf der Liege. Der Bauch ist zur Vermeidung einer Hyperlordosierung mit einem Kissen unterpolstert. Der Arzt übt mit einer Hand bei gestrecktem Unterarm einen federnden Druck auf das Kreuzbein aus, die andere Hand tastet den Gelenkspalt des Iliosakralgelenkes der anderen Seite. Der *Hyperextensionstest* wird in Bauchlage des Patienten geprüft. Bei mit der Handfläche fixiertem Iliosakralgelenk wird der Oberschenkel überstreckt (Abb. 62). Schmerzangabe weist auf eine Affektion hin. In derselben Ausgangslage wird nun bei gebeugtem Kniegelenk der Oberschenkel im Hüftgelenk durch den bewegenden Hebel des Unterschenkels nach innen und außen gedreht (Abb. 63). Der Finger des Arztes ruht bei diesem *Klaffungstest nach Menell* auf dem sakroiliakalen Gelenkspalt.

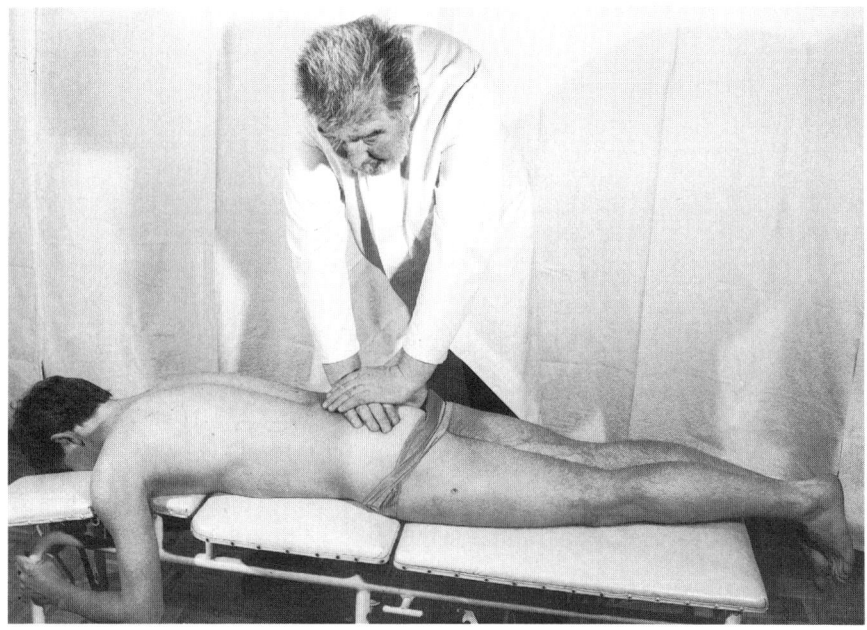

Abb. 61:   Federungstest

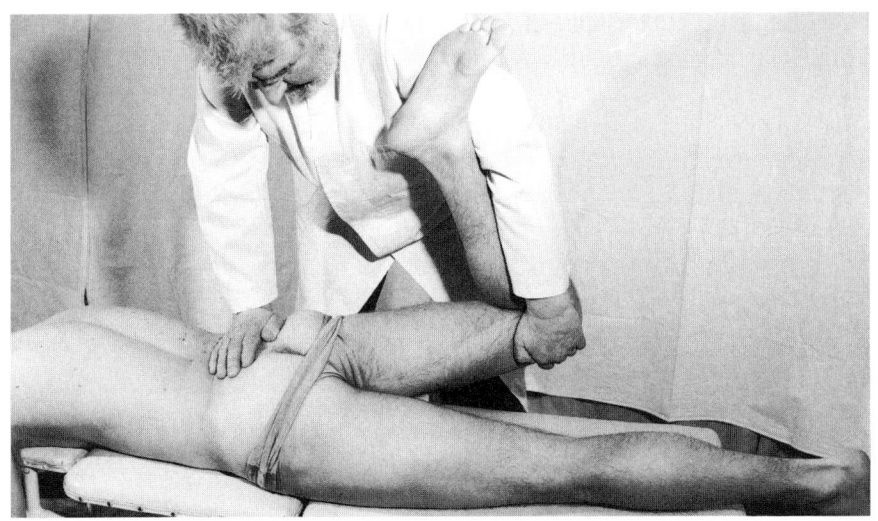

Abb. 62: Hyper-
extensionstest bei
gebeugtem Knie

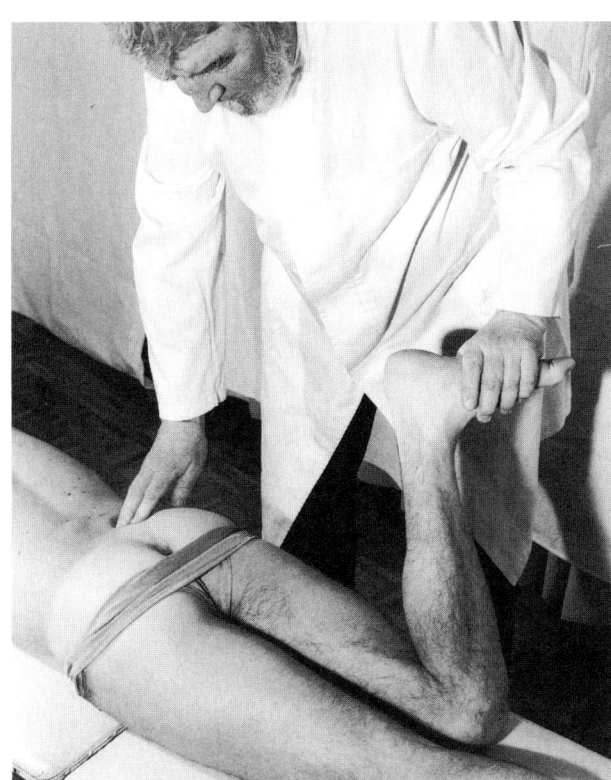

Abb. 63: Klaffungs-
test nach Menell

Auch in Rückenlage des Patienten läßt sich die Funktion der Kreuzdarm-beinfugen untersuchen. Beim *Klaffungstest* wird ein Bein stark in Knie und Hüfte gebeugt. Der Arzt bewegt das gebeugte Bein nach innen und außen, während er mit der anderen Hand den Gelenkspalt kontrolliert (Abb. 64 und 65). Beim *Kompressionstest der Darmbeinschaufeln* (Abb. 66) werden seine Beckenschaufeln zusammengedrückt. Bei sakroiliakaler Affektion wird der Patient an der Seite der Irritation Schmerzen angeben. Auch die gegenläufige Bewegung beim *Spreiztest* (Abb. 67) löst an der betreffenden Seite Schmerzen aus.

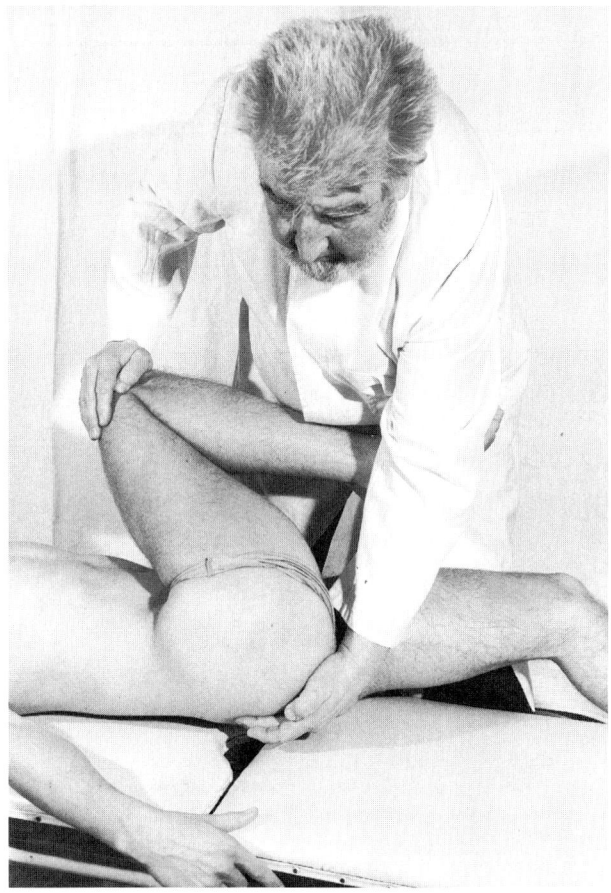

Abb. 64: Klaffungstest in Rückenlage

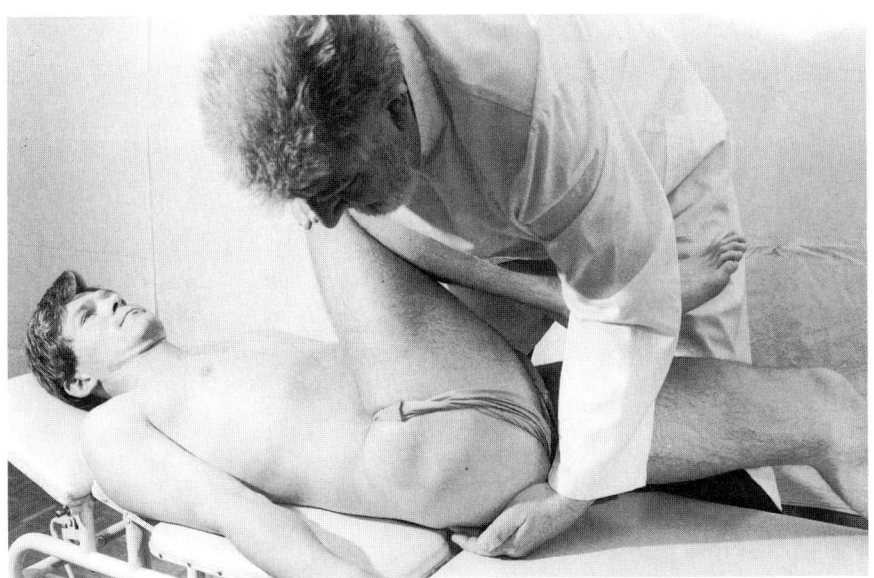

Abb. 65:   Klaffungstest in Rückenlage

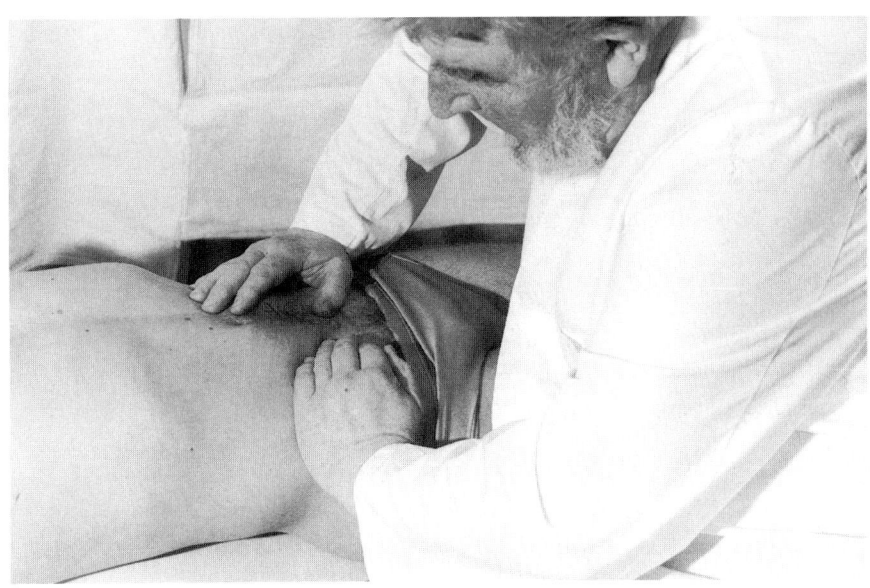

Abb. 66:   Kompressionstest der Beckenschaufeln

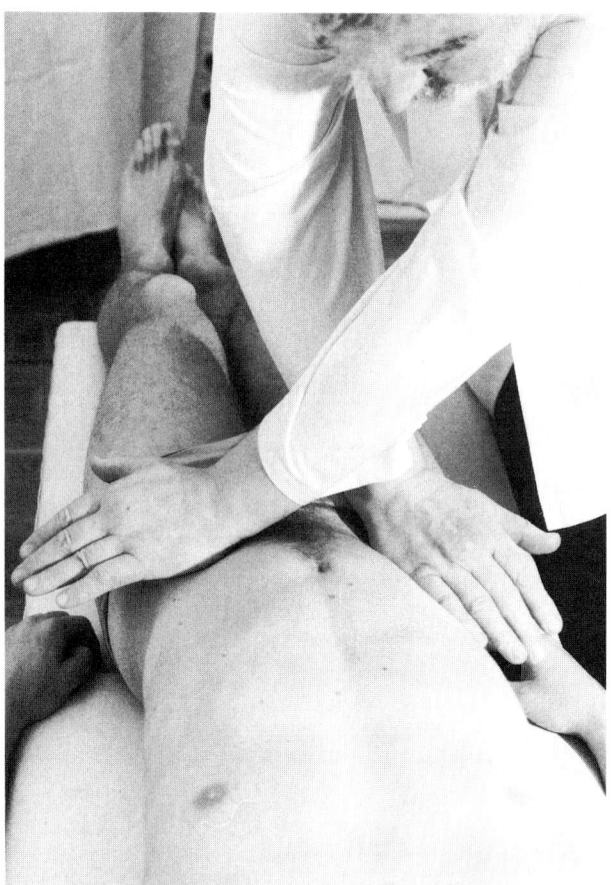

Abb. 67:   Spreiztest der Beckenschaufeln

In der **Behandlung der Iliosakralgelenke** bedient man sich der Weichteil-, der mobilisierenden und der manipulativen Technik.

Die *Weichteiltechnik* schließt sich auch hier an die klassische Massage von unterer LWS und Becken an. In Bauchlage des Patienten mit ausgeglichener Lordose erfolgt eine weiche Massage mit den drei Strichen, die hier besonders beachtet werden sollen. Zur Anwendung kommen Beckenkamm-, Trochanter- und Glutäusstrich (siehe Abb. 46 bis 49). Dann wird der Glutäus geknetet und dazwischen immer wieder ausgestrichen. Die weiche Knetung sollte auch die unteren Schichten erreichen. Eine vorbereitende Wärmebehandlung in Form von Heißluft oder Fangopackungen hat sich gut bewährt.

Die *artikulierende, mobilisierende Technik* für das Iliosakralgelenk kann in Bauch- und in Rückenlage durchgeführt werden. Bei der Federung in Bauchlage steht der Arzt seitlich neben dem Patienten, legt eine Hand seines gestreckten Armes fixierend auf die gesunde Beckenseite und die andere Hand ebenfalls aus dem gestreckten Arm heraus auf das Ilium der schmerzenden Seite. Dann wird federnd rhythmisch ein leichter Druck ausgeübt. In Rückenlage mit unterstütztem Kopf umfaßt der seitlich stehende Behandler das gebeugte Knie des Patienten auf der betroffenen Seite, drückt dann mit seinem Körper das gebeugte Knie so weit als möglich rhythmisch federnd an den Körper des Patienten.

Die *manipulative Technik* für das Iliosakralgelenk umfaßt sehr viele verschiedene Griffkombinationen, die mehr oder weniger alle dasselbe erreichen wollen:
– Rotation des nach hinten gedrehten Iliums
– klaffende Öffnung des in Fehlstellung klemmenden Gelenkspaltes

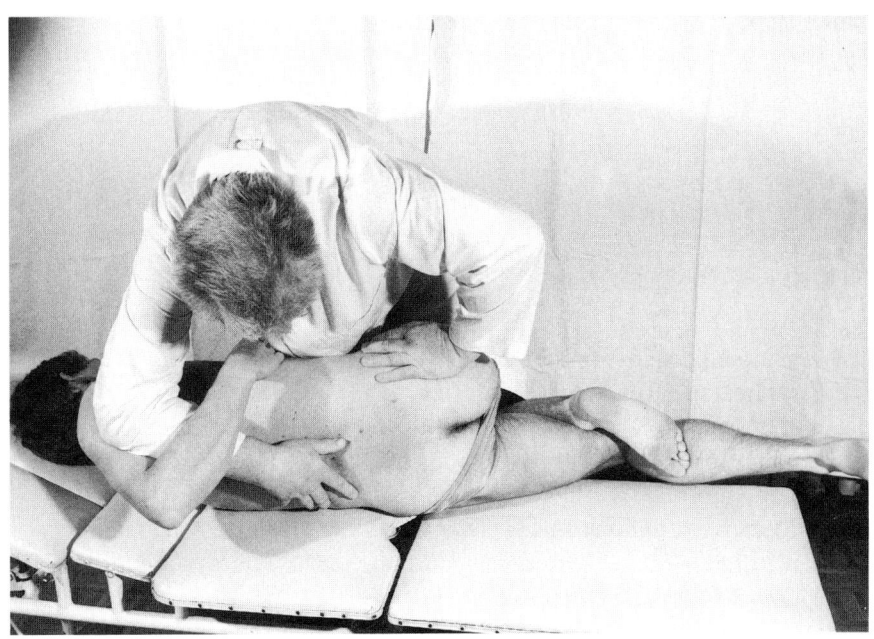

Abb. 68:   Kontaktgriff am Os ilium

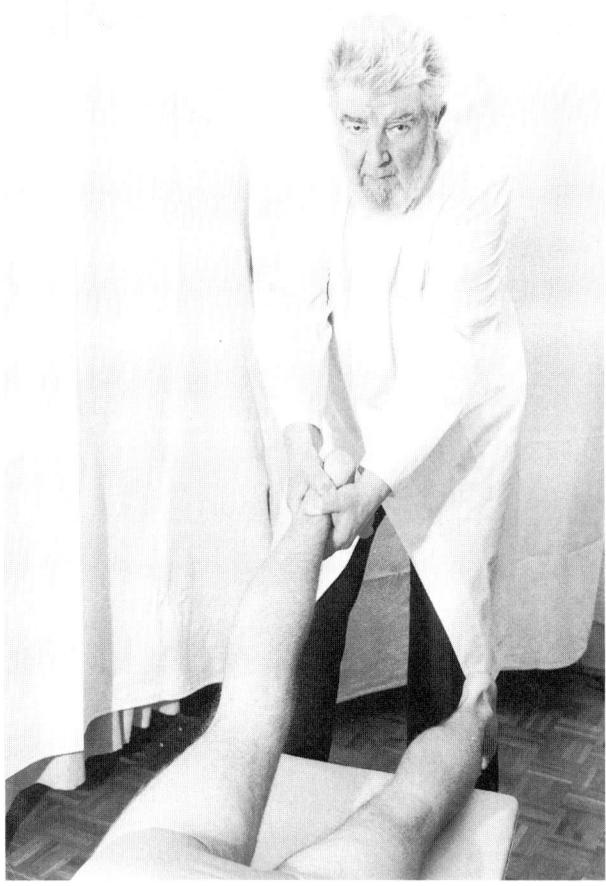

Abb. 69:   Schleudergriff

Wenn man die Bewegungsprüfung beachtet, wird man den für den Einzel-
fall wirksamsten Griff ansetzen können. Dann ist bei guter vorbereitender
Technik oft nur mehr ein kleiner Impuls nötig.

Exemplarisch sollen an dieser Stelle zwei Griffe aus der Vielzahl der zur
Verfügung stehenden Techniken vorgestellt werden.

Aus der Grundstellung für die lumbale Behandlung, der sogenannten in-
stabilen Seitenlagerung, wird bei verstärkter Lordosierung Kontakt mit dem
nach hinten gedrehten Ilium aufgenommen (Abb. 68). Die Lendenwirbelsäule ist durch die Hyperlordose verriegelt, und man kann nun einen drehen-
den Druck auf das Ilium ausüben, um eine Mobilisation nach vorne außen zu

erreichen. Man kann diesen Rotationsgriff auch machen, indem der Körper des Patienten durch Fixation mit seinen im Nacken verschränkten Armen nach der einen und das Becken am Tisch nach der anderen Seite gedreht wird.

Eine weitere Möglichkeit der Manipulation am Iliosakralgelenk gibt der sogenannte Schleudergriff. Der Patient liegt in Bauchlage so weit auf dem Tisch unten, daß seine Füße über den Rand etwas hinausragen. Der Arzt steht am Fußende und ergreift das Bein der schmerzhaften Seite in Höhe des Sprunggelenks (Abb. 69). Dann hebt er das Bein unter Zug hoch und führt mit dem ganzen Bein eine peitschenschlagartige Bewegung aus. Dadurch wird das nach hinten gedrehte Ilium nach vorne gedreht.

Erfahrungsgemäß stellen sich sehr viele, auf den ersten Blick scheinbar lumbale Affektionen bei genauer Untersuchung und Bewegungsprüfung als sakroiliakale Affektionen heraus, was natürlich auf die Beurteilung des Krankheitsbildes einen wesentlichen Einfluß haben muß. Die sorgfältige Untersuchung und exakte Diagnosestellung sollte schwerwiegende Fehler und daraus resultierende, teilweise langwährende Fehlbehandlungen vermeiden helfen.

6 Die Krankheitsbilder der Extremitätengelenke

Es besteht neben der Therapie der Wirbelgelenksfehlsituationen auch an Armen und Beinen die Möglichkeit, durch Traktion (Zug) und Mobilisation (Bewegung) festgefahrene Gelenkbewegungsstörungen zu beheben. Idealerweise werden beide Behandlungstechniken miteinander kombiniert. Bewegt werden sollte im Zustand der Traktion, sonst ist keine Lösung der festgefahrenen Fehlfunktionen zu erwarten. Nicht die Stärke des Zuges, sondern die der individuellen Situation angepaßte schonende Traktion ist entscheidend. Nur dann kann die Mobilisation eine Verbesserung der gestörten Bewegungsfunktion bewirken.

Die Störung der Bewegungsfunktion resultiert u. a. aus einer Fehlstellung des betroffenen Gelenkes. In dieser Stellung kann das normale Bewegungsausmaß nicht erreicht werden. Es verbleibt eine eingeschränkte Beweglichkeit. Wenn ein Gelenk in Fehlstellung fixiert ist, kann von einer *Kontraktur* gesprochen werden.

Im einzelnen unterscheiden wir:

1. Die *arthrogene* Kontraktur entsteht aus entzündlichen Verwachsungen, nach Meniskusverletzungen, Frakturen, länger andauernden Ergußbildungen oder durch Kapselschrumpfung infolge längerer Ruhigstellung.
2. Die *neuromuskuläre* Kontraktur ist durch Erkrankungen des Rückenmarkes oder peripherer Nerven bedingt. Unkontrollierte Dauerkontraktion gelenküberbrückender Muskulatur fixiert die Fehlstellung.
3. *Narbenkontrakturen* resultieren aus größeren Weichteilverletzungen, deren narbige Ausheilung unter Verkürzung der betroffenen Strukturen das Bewegungsausmaß der angrenzenden oder beteiligten Gelenke limitiert.

Die Anamnese und anschließende Bewegungsprüfung gibt Aufschluß über die vorliegende Bewegungsstörung. Ohne Bewegungsprüfung ist eine Behandlung ungezielt und nicht sauber möglich, weil man gar nicht weiß, in welche Richtung man mobilisieren soll. Man wird dann auch keinen Erfolg haben können.

Der Grundsatz der Behandlung in die freie Richtung hat auch für die Extremitäten Geltung. Die Übung der freien Bewegung ergibt eine Verbesserung der gesperrten Bewegung. Die Behandlung darf nicht schmerzen. Es dürfen nur Bewegungen geübt und mobilisiert werden, die schon frei sind.

Durch Traktion erreicht man die Trennung der in Fehlstellung befindlichen Gelenksflächen; somit kann nach der Traktion mobilisiert werden, weil die Bewegung frei geworden ist.

Bleibt nach der Manipulation die Besserung aus, sollte immer wieder eine Bewegungsprüfung vorgenommen werden, um eventuell die Manipulationsrichtung zu korrigieren. Eine entzündlich bedingte Funktionsstörung darf verständlicherweise nicht manipuliert werden.

Die Grundsätze für die gesamte Behandlung sind nachstehend noch einmal zusammengefaßt.

1. Untersuchung der aktiven und passiven Beweglichkeit des Gelenks.
2. Bewegungsbild.
3. Übung und Mobilisation der freien Bewegung.
4. Traktion und anschließende Mobilisation.
5. Manipulation der jetzt frei gewordenen Bewegung.
6. Man muß mit längeren Behandlungszeiten rechnen, weil man nur schonend vorgehen darf. Man kann nur selten rasche Erfolge sehen. Man kann vielleicht vereinfachend sagen: Je länger die Ursache der Bewegungsstörung zurückliegt, desto länger muß behandelt werden.

Mobilisation und Manipulation an Gelenken ergänzen sich. Die Mobilisierung in die freie Richtung kann wiederholend, federnd, rhythmisch und mehrmalig erfolgen, während die Manipulation in der Regel als ein abschließender, über den Druckpunkt hinausgehender, einmaliger Impuls angewandt wird.

Kontraindikationen für die Mobilisation oder Manipulation an Gelenken sind:
– Entzündungen der am Gelenk beteiligten Strukturen.
– Bewegungssperre in allen Richtungen.
– Sind die Bewegungen in allen Freiheitsgraden möglich, ist die Affektion nicht durch eine Funktionsstörung verursacht.

Es sollen nun an einzelnen Gelenken die Möglichkeiten der Mobilisation und Manipulation aufgezeigt werden. Die vorgestellten Techniken haben Beispielcharakter. Die Aufzählung erhebt nicht den Anspruch auf Vollständigkeit.

Jede Behandlung beginnt mit einer schonenden, gefühlvollen Traktion. Am Handgelenk wird diese Traktion dadurch erreicht, daß gleichzeitig Zug an der Hand und am Oberarm über dem gebeugten Ellenbogen ausgeübt wird (Abb. 70).

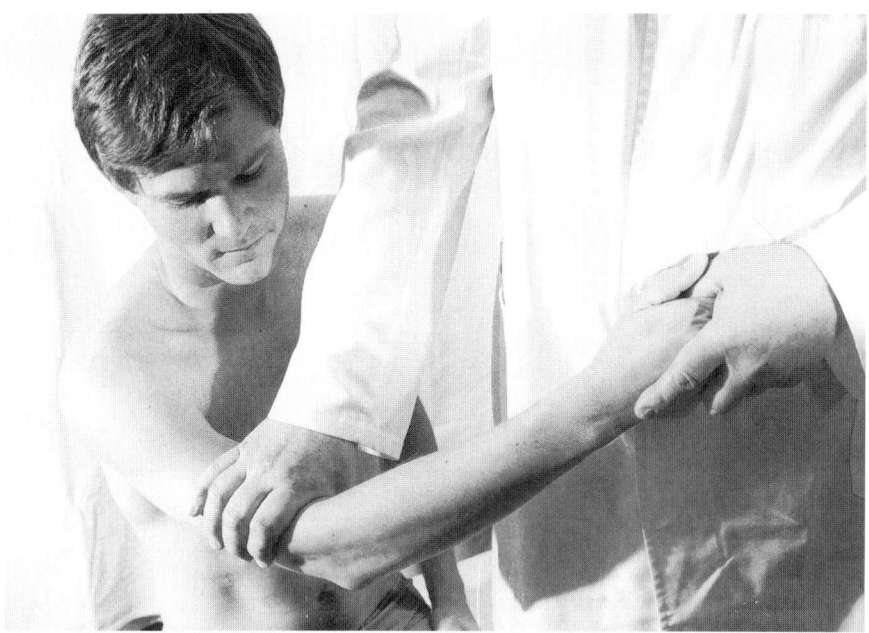

Abb. 70:   Distraktion am Handgelenk

Ebenfalls unter leichtem Zug wird nun nach hohlhandwärts und handrük-
kenwärts mobilisiert. Selbstverständlich wird dabei der Grundsatz der freien
Richtung beachtet. Der körpernahe Unterarmanteil wird dabei mit der einen
Hand fixiert, und mit der anderen Hand kann nun die Patientenhand in die
gewünschte Richtung bewegt werden (Abb. 71). In gleicher Weise kann auch
ellen- oder speichenwärts mobilisiert werden (Abb. 72). Die Unterarmpartie
des Patienten muß immer in Gelenknähe festgehalten werden. Mit dem anderen Teil des Gelenkes kann man dann die entsprechenden Bewegungen
mobilisieren, wobei der Unterarm vollkommen ruhig bleiben muß.

Die bisher beschriebenen Bewegungen sind nur passiv möglich, daher
stellen sie auch einen guten Test für die wirkliche Bewegungsbehinderung
dar. Auch die Prüfung der Beweglichkeit einzelner Handwurzelknochen gegeneinander ist nur passiv durchführbar. Das Os capitatum beispielsweise ist
zu tasten, wenn man beim Patienten dessen dritten Finger handgelenkswärts
verlängert. Zur Mobilisation wird lediglich in die freie Richtung bewegt, die
Traktion aber kurz peitschenschlagartig im Sinne einer Manipulation ausgeführt. Die Hand des Patienten wird umfaßt, mit beiden Daumen des Arztes

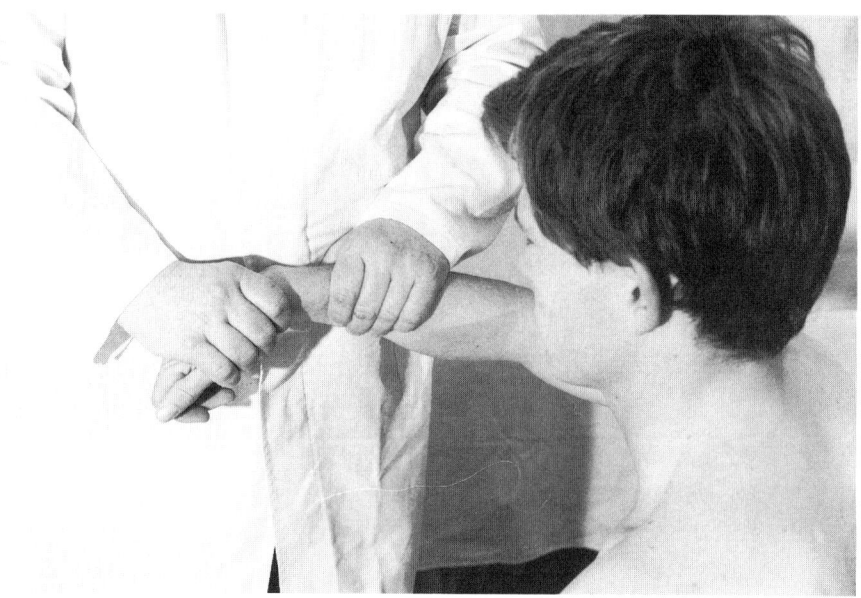

Abb. 71:   Mobilisierung nach hohlhand- und handrückenwärts

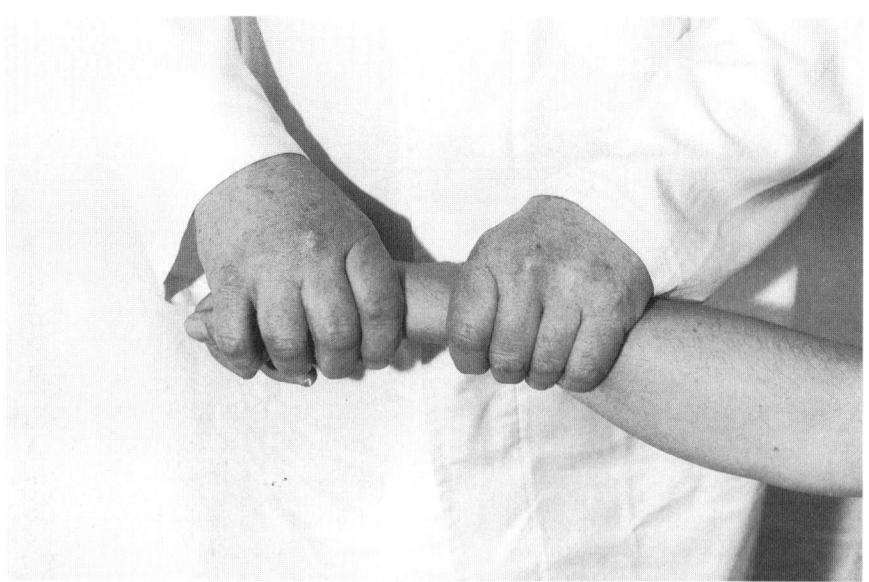

Abb. 72:   Mobilisierung nach ellen- bzw. speichenwärts

wird die Handwurzel am Os capitatum festgehalten und gegen den frei hängenden Unterarm schlenkernd einmal kurz nach unten bewegt (Abb. 73 und 74). Viele Handgelenksdysfunktionen können derartig behandelt werden.

Die Beschwerden am Epicondylus radialis humeri werden in der chirurgisch-orthopädisch ausgerichteten Praxis vom Patienten recht häufig vorgebracht. Die Ursache dieser Beschwerden ist aber nicht immer eine Ansatztendinose der Unterarmstrecker, sondern oft auch eine Blockierung im Humeroradialgelenk. Das Gelenkspiel des Radiusköpfchens läßt sich relativ einfach prüfen.

Der Arzt steht vor dem Patienten und nimmt seine Hände in seine Achseln, so daß die Handflächen zum Körper des Behandlers zeigen (Abb. 75). Dann unterstützt man beide Ellenbogen des Patienten mit den Handflächen und drückt sie nach oben in die Streckung. Bei dieser Gelegenheit kann man seine Zeigefinger in den Spalt zwischen Capitulum radii und Oberarm legen und die Vergrößerung und Verkleinerung dieses Spaltes bei der Bewegung erfühlen (Abb. 76). Ist auf einer Seite keine Veränderung zu spüren, ist dort die Blockierung anzunehmen.

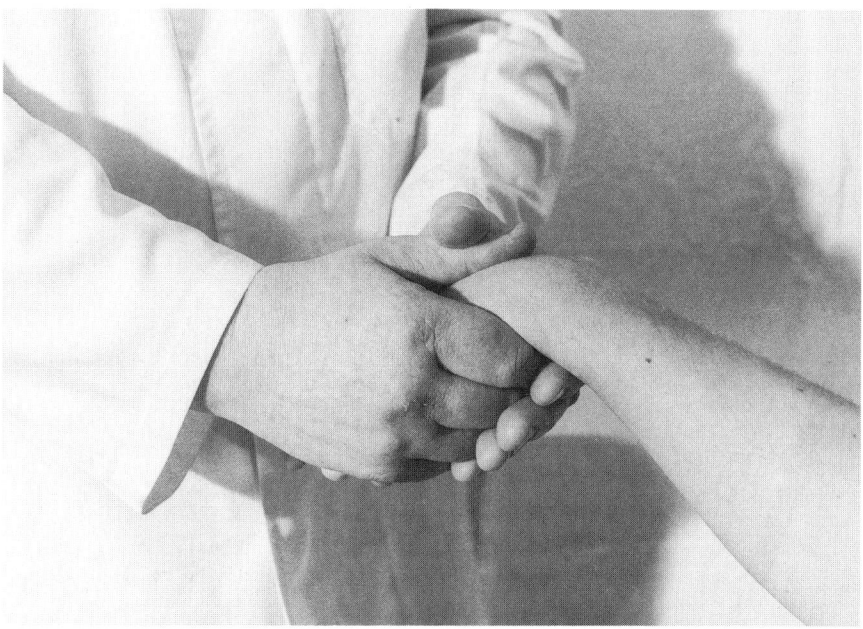

Abb. 73: Peitschenschlagartige Manipulation am Os capitatum

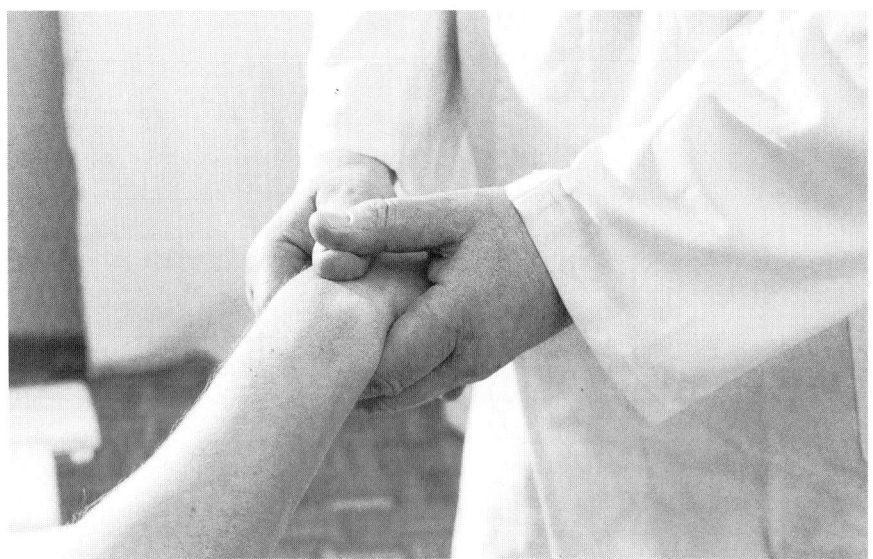

Abb. 74: Peitschenschlagartige Manipulation am Os capitatum

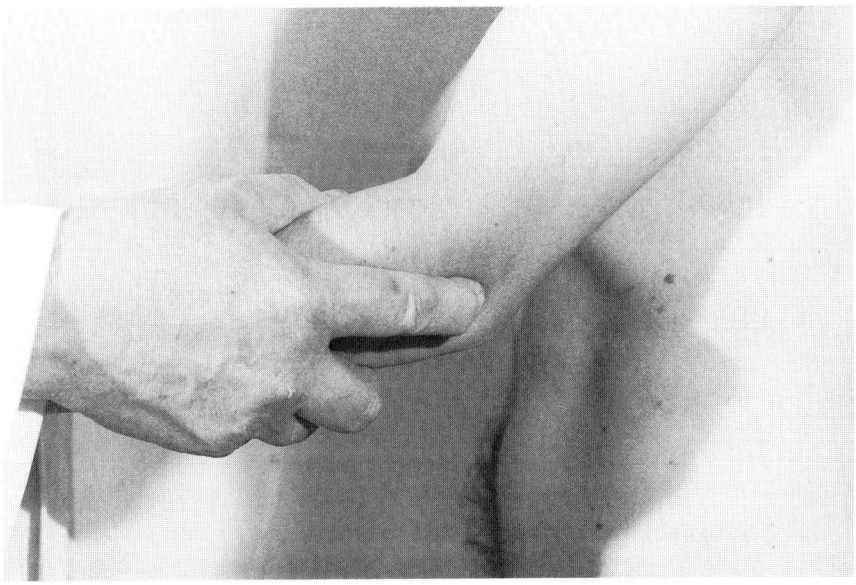

Abb. 75: Prüfung des Radiusköpfchengelenkes

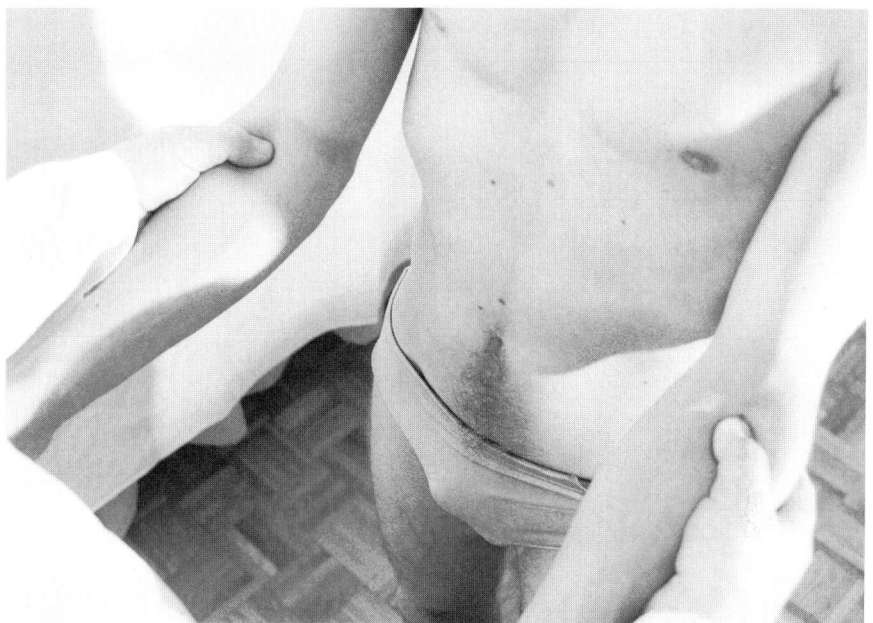

Abb. 76:   Prüfung des Radiusköpfchengelenkes

Für die Mobilisation des Ellenbogengelenks stehen uns mehrere Möglichkeiten zur Verfügung: Bei der Traktion liegt der Patient auf dem Rücken. Mit einer Hand wird der ruhende Oberarm unterstützt, mit der anderen Hand zieht man in Gelenknähe bei supiniertem Patientenunterarm in die Richtung der Verlängerung des Oberarms (Abb. 77). Eine passive Erweiterung der Gelenksbeweglichkeit wird durch das seitliche Federn im gestreckten Ellenbogen erreicht. Der gestreckte Arm des Patienten wird mit einer Hand im Ellenbogen unterstützt, mit der anderen am Ende des Unterarms erfaßt und im Ellenbogen einmal nach radial, einmal nach ulnar leicht federnd bewegt (Abb. 78).

Der Streckungsgriff (Abb. 79) eignet sich zur Behandlung der Epikondylopathie. Am Ellenbogen wird festgehalten, mit dem Unterarm wird in Supination eine Überextension nach innen und außen durchgeführt. Eine Fehlstellung im Humeroradialgelenk führt oft zu Beschwerden, die auf den Oberarmknorren projiziert werden. Die Mobilisation des Radiusköpfchens führt

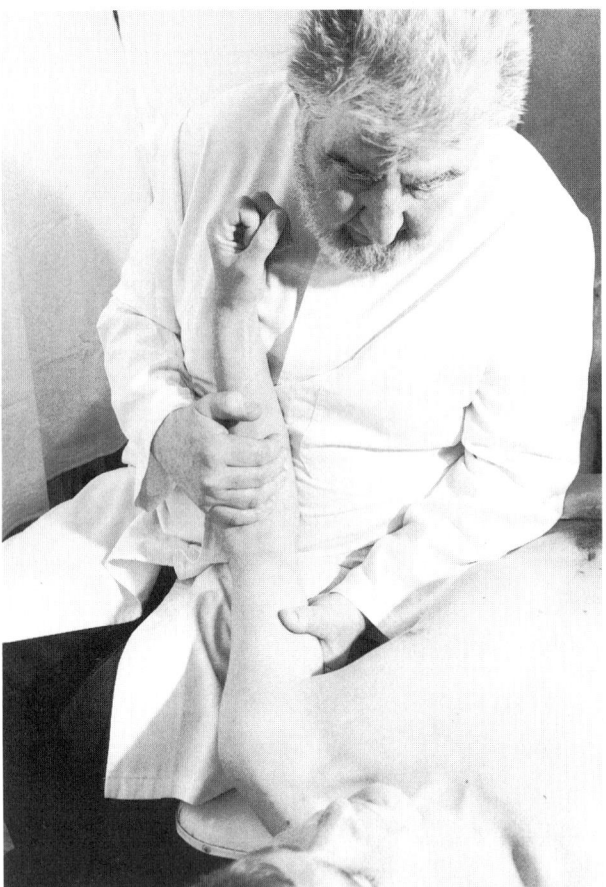

Abb. 77:   Traktion am Ellenbogengelenk

in der Regel zur Beschwerdelinderung. Der Unterarm des Patienten wird wie bei der Untersuchung in der Achsel festgehalten, mit beiden Daumen und Zeigefingern wird das Köpfchen in die Hand genommen und schwingend auf und ab bewegt (Abb. 80).

Schultergelenksbeschwerden erfordern eine sorgfältige Diagnostik. Die Prüfung der Beweglichkeit muß nach allen Richtungen aktiv und passiv erfolgen. Die Ursache einer Bewegungsstörung kann natürlich auch in einer Schädigung der HWS bis Th_4, einer Störung der Funktion der oberen Rippenwir-

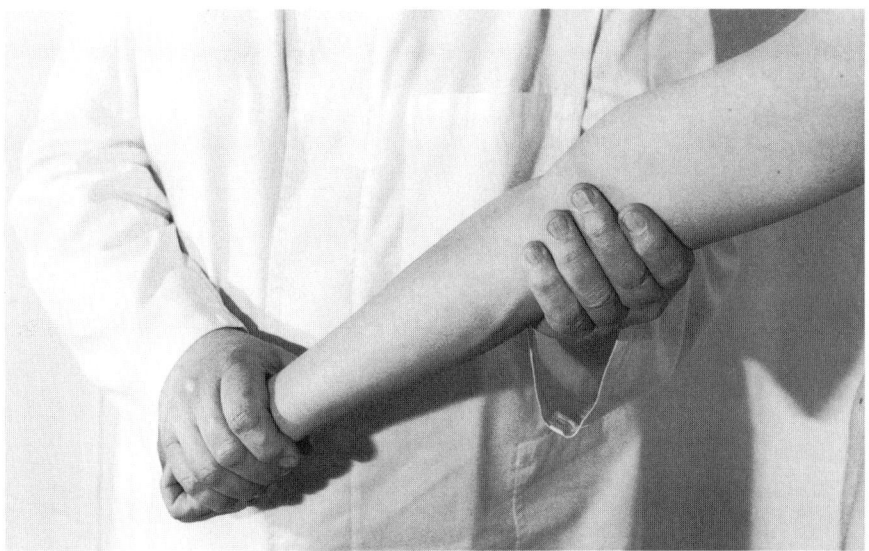

Abb. 78:   Seitfedern am Ellenbogengelenk

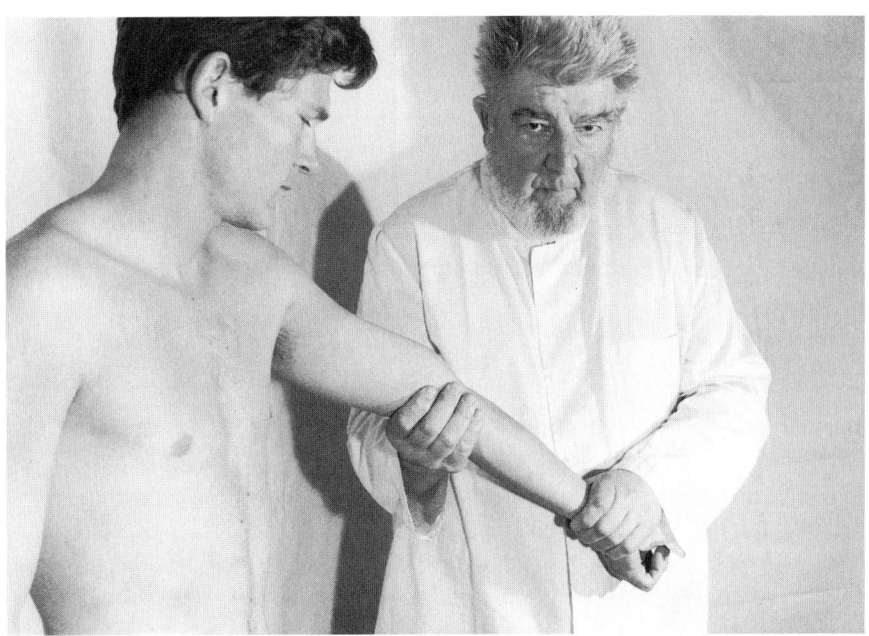

Abb. 79:   Streckungsgriff

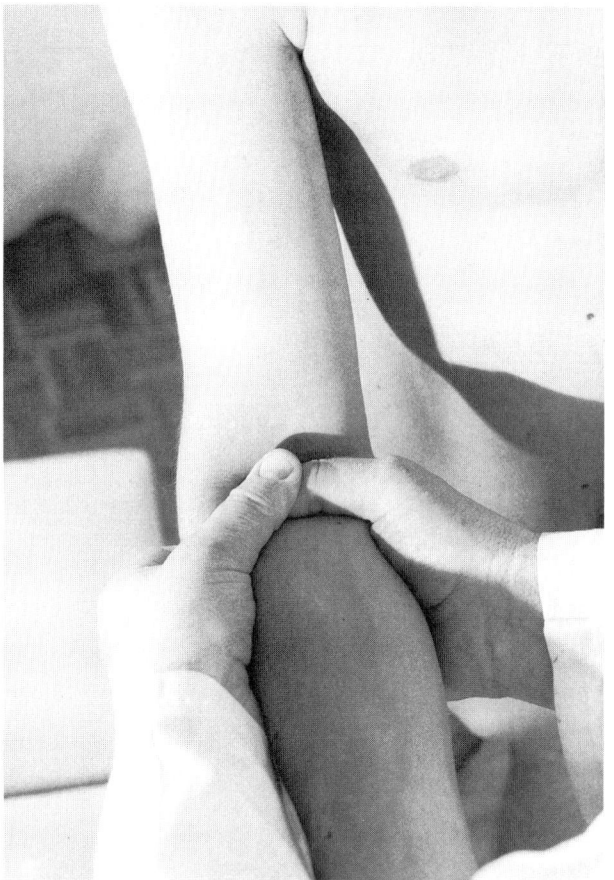

Abb. 80:   Mobilisation des Radiusköpfchens

belgelenke oder einer Störung der Funktion im Sternoklavikulargelenk und im Akromioklavikulargelenk liegen.

Die Behandlung sollte mit einer Massage des ganzen Schultergürtels sowie der Nacken- und Rückenmuskulatur beginnen. Nach der Lockerung kann ein moderater Zug auf das Schultergelenk ausgeübt werden. Der Patient liegt auf dem Rücken, die Hand des Arztes wird in die Achselhöhle eingelegt. Mit der anderen Hand wird der Arm des Patienten ohne wesentliche Abduktion in Längsrichtung gezogen (Abb. 81). Bei der Traktion in Abduktion hat der liegende Patient den Arm (wenn möglich) 90° abgespreizt, der Arzt hält die Hand mit seinen Knien fest und zieht in die Abduktionsrichtung, wobei der Oberarm des Patienten mit beiden Händen fixiert wird (Abb. 82). Dieser Griff erlaubt nicht nur eine reine Traktion im Schultergelenk, sondern es ist darüber hinaus möglich, den Oberarmkopf unter kontinuierlichem Zug nach allen möglichen Richtungen zu bewegen (Abb. 83). In Betracht kommen dabei die Bewegungen nach dorsal und ventral sowie nach kopf- bzw. fußwärts.

Die Beweglichkeit des Schulterblattes hat mitentscheidenden Einfluß auf die Funktionstüchtigkeit des Schultergelenkes. So ist die Mobilisation des Schulterblattes auch eine Mobilisation der Schulter. Der Patient liegt auf dem Bauch, der Arzt versucht mit seinen Fingern das Schulterblatt vom Thorax abzuheben und mit der anderen Hand die Schulter zu umfassen. Aus dieser Position wird locker mobilisiert. Gelegentlich läßt sich das Schulterblatt in Seitenlagerung besser fassen.

Man greift unter dem abgewinkelten Arm des Patienten durch an den Rand des Schulterblattes, die andere Hand liegt auf dem Akromion. Dann

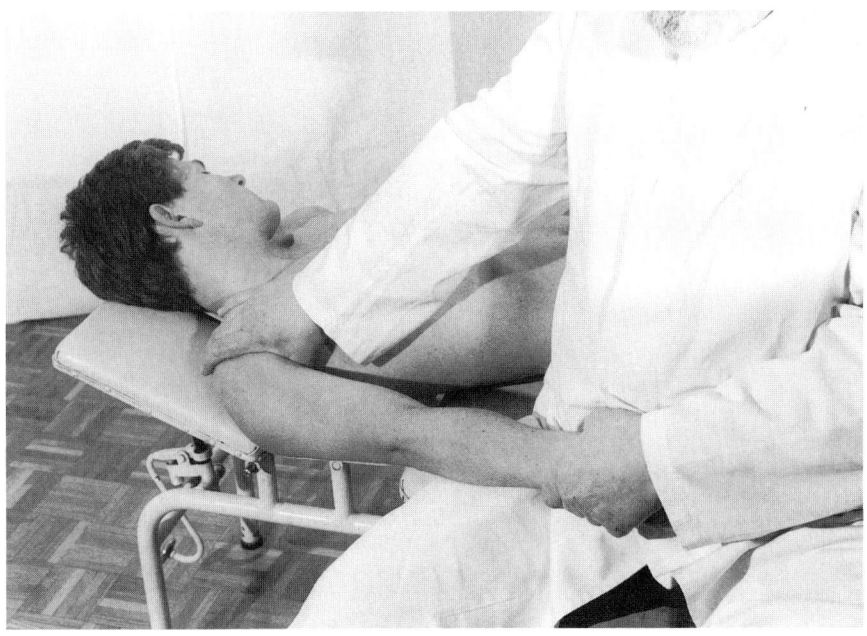

Abb. 81:   Traktion im Schultergelenk

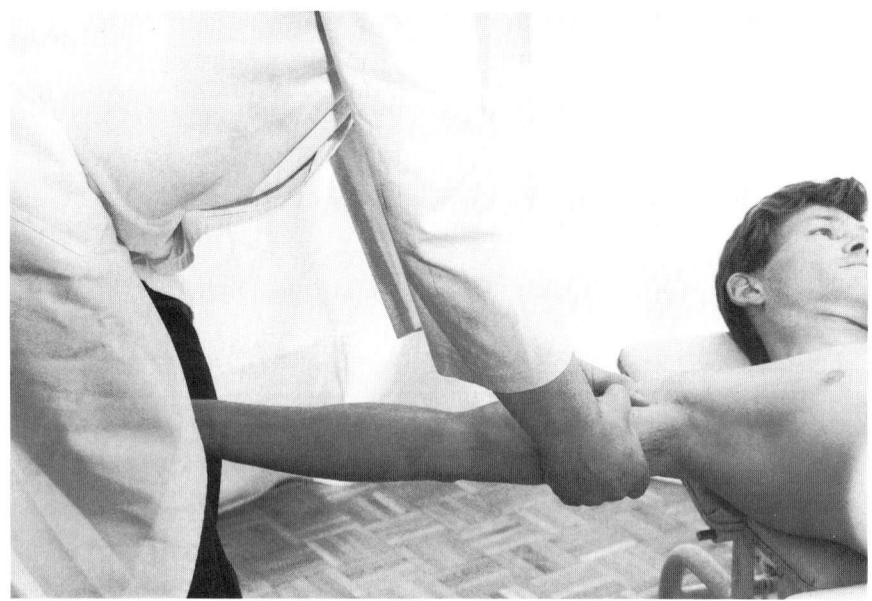

Abb. 82:   Traktion in Abduktion

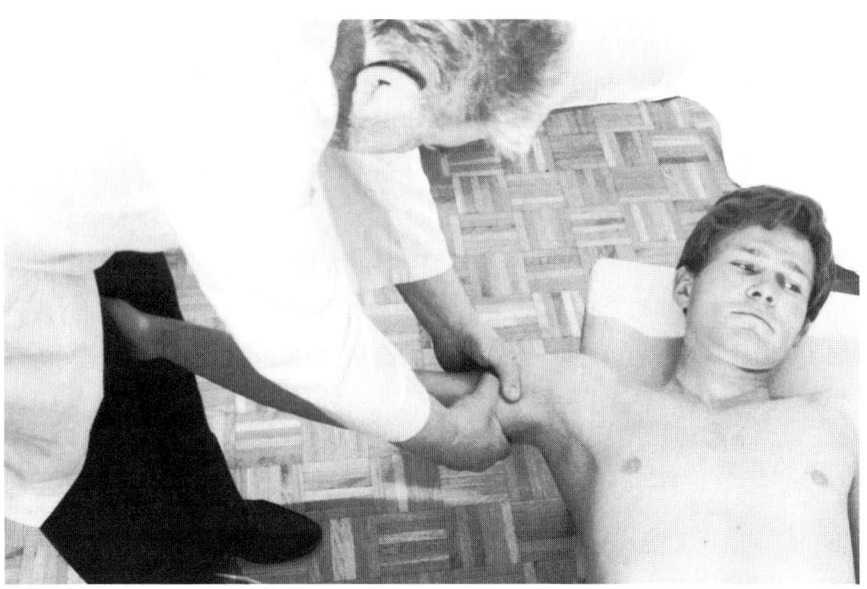

Abb. 83:   Traktion in Abduktion des Schultergelenkes mit gleichzeitiger
Ventralisierung

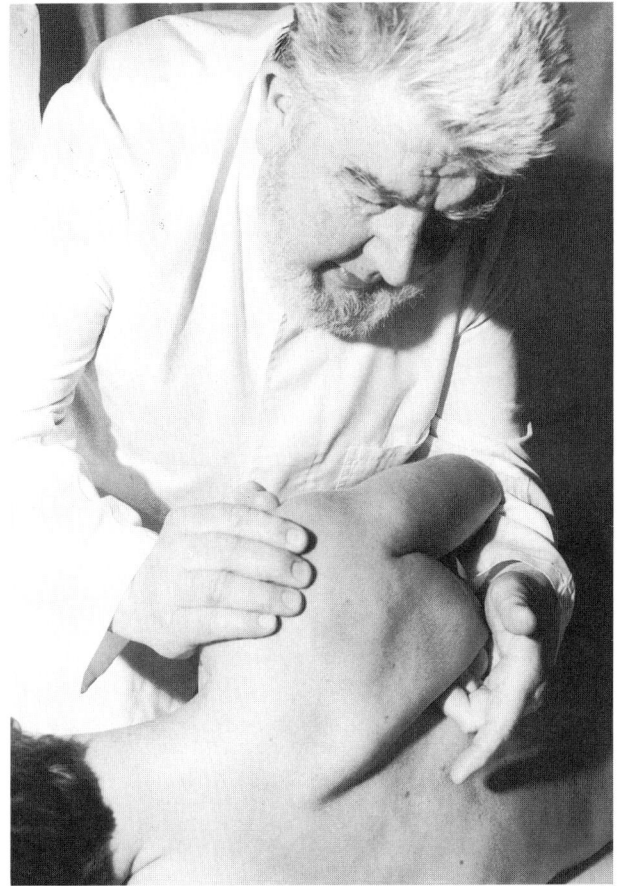

Abb. 84:   Mobilisation des Schulterblattes
in Seitenlage

wird das Schulterblatt abgehoben und mit der ganzen Schulter kreisende
Bewegungen ausgeführt (Abb. 84).

Für die Schulter sollen noch zwei Griffe mit größerer Hebelwirkung auf
das Gelenk vorgestellt werden. Es versteht sich von selbst, daß auch hierbei
mit großer Behutsamkeit vorgegangen werden muß. Der sitzende Patient
macht mit seinem gebeugten Arm eine Pfötchenstellung und wird von hinten
locker umfaßt. Die am Ellenbogen ansetzende Hand des Arztes zieht kurz

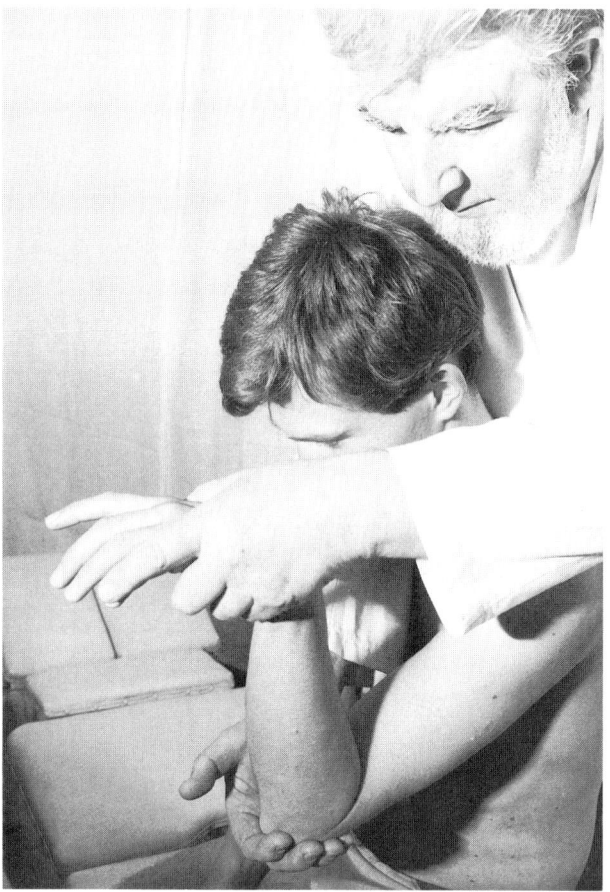

Abb. 85:   Adduktionsmobilisation an der Schulter

ruckartig nach medial, die andere Hand umfaßt und fixiert die Patientenhand
(Abb. 85). Noch einmal am sitzenden Patienten legt der Behandelnde von
hinten seinen Unterarm in die Achselhöhle des Patienten. Das gebeugte
Ellenbogengelenk wird nun über den Unterarm als Hypomochlion federnd
nach medial bewegt (Abb. 86).

Die Behandlung des Schultergürtels erstreckt sich auch auf das Schlüsselbein. Im Sternoklavikulargelenk ist insbesondere eine Kaudalisierung erfolg-

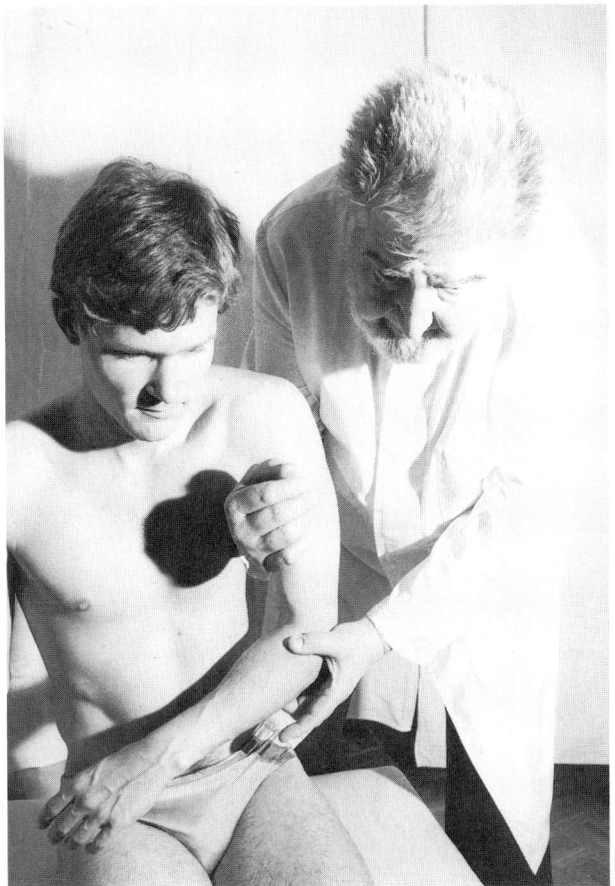

Abb. 86: Traktion über ein Hypomochlion

versprechend. Der Patient sitzt dabei und lehnt sich an den Arzt an. Der Kopf des Patienten wird zur gesunden Seite gedreht. Mit dem Daumenballen nimmt man Kontakt am Schlüsselbein nahe dem Brustbein und drückt fuß-wärts leicht dagegen, bis man eine federnde Lockerung spürt (Abb. 87).

Auch das Akromioklavikulargelenk läßt sich nach kaudal mobilisieren. Der Patient liegt auf dem Rücken, der Arm wird leicht abduziert nach kaudal gezogen. Mit der anderen Hand wird in der Nähe der Schulterhöhe am

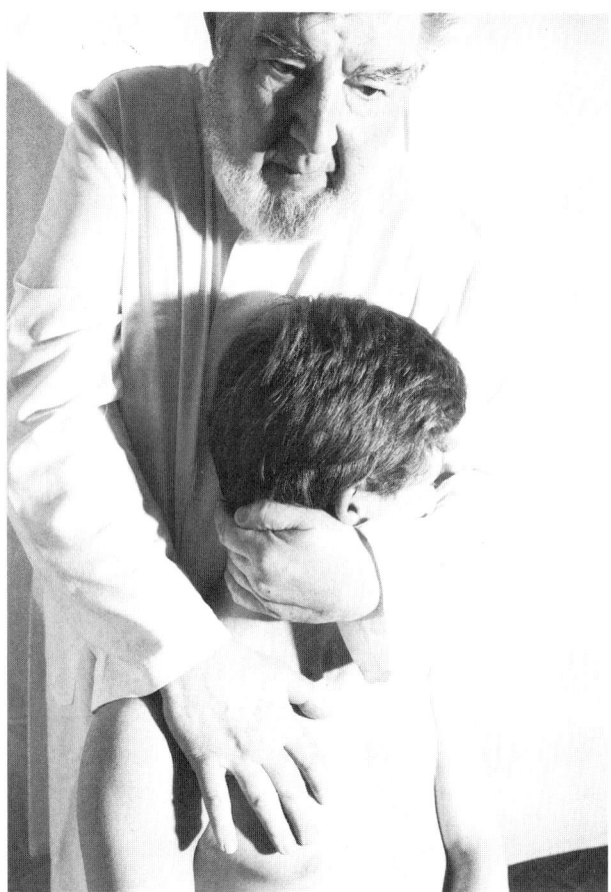

Abb. 87: Kaudalmobilisation des Schlüsselbeins

Schlüsselbein Kontakt genommen und so lange mobilisiert, bis man eine federnde Lockerung spürt (Abb. 88).

Vor der Mobilisierung des Kniegelenkes muß eine differenzierte Beweglichkeits- und Stabilitätsprüfung des Gelenkes durchgeführt werden. Verletzungen von Kniegelenksstrukturen sollten kausal behandelt werden. Vorbestehende Hypermobilitäten sollten nicht zusätzlich mobilisiert oder sogar

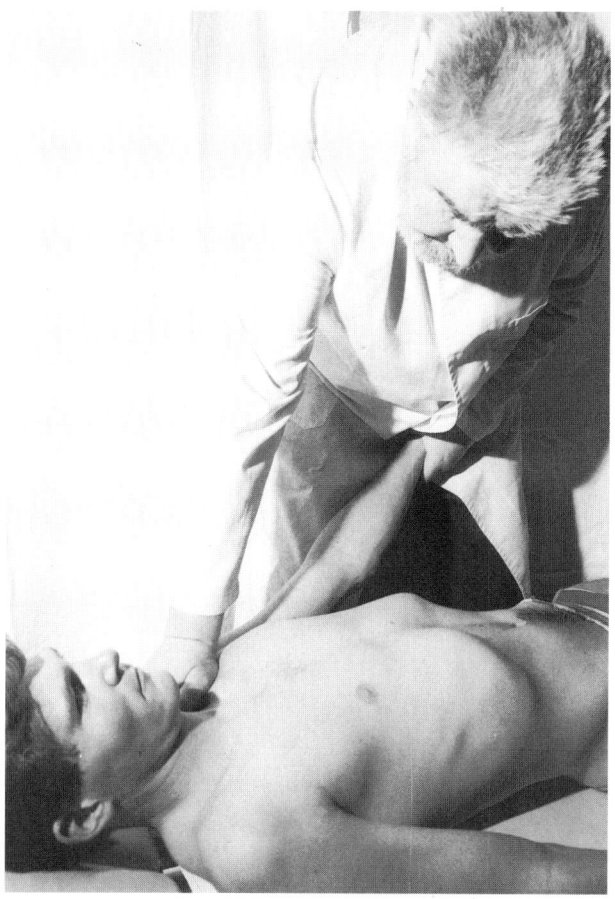

Abb. 88:   Kranialmobilisation des Akromioklavikular-
gelenkes

manipuliert werden. Ein sogenanntes Schlotterknie kann nur muskulär auf-
trainiert werden.

Die Tendopathien, Verkürzungen der Muskulatur oder auch Kontraktu-
ren des Gelenkes können jedoch mit gutem Erfolg manuell behandelt werden.

Zunächst sollten die Weichteiltechniken ausgenutzt werden. Massagestri-

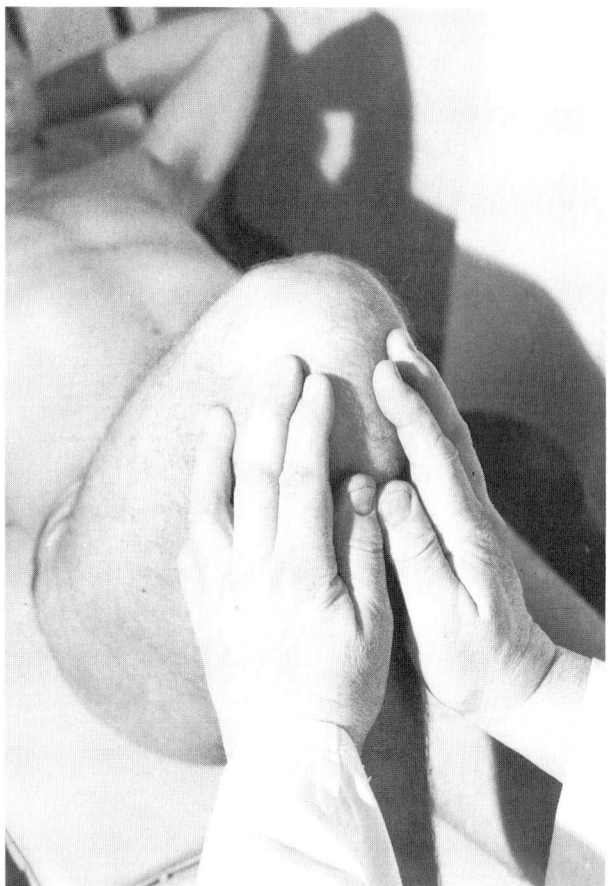

Abb. 89:   Massagestriche am Kniegelenk

che am Kniegelenk sind bei Tendinopathien des Quadrizeps indiziert. Die Striche beeinflussen hauptsächlich die Quadrizepssehne in ihrem Verlauf (Abb. 89 und 90). Neben dem diagnostischen hat das Seitfedern natürlich auch einen therapeutischen Nutzen für das Kniegelenk. Das Knie des Behandlers wird am Tisch aufgestützt, an seinem Oberschenkel das gestreckte

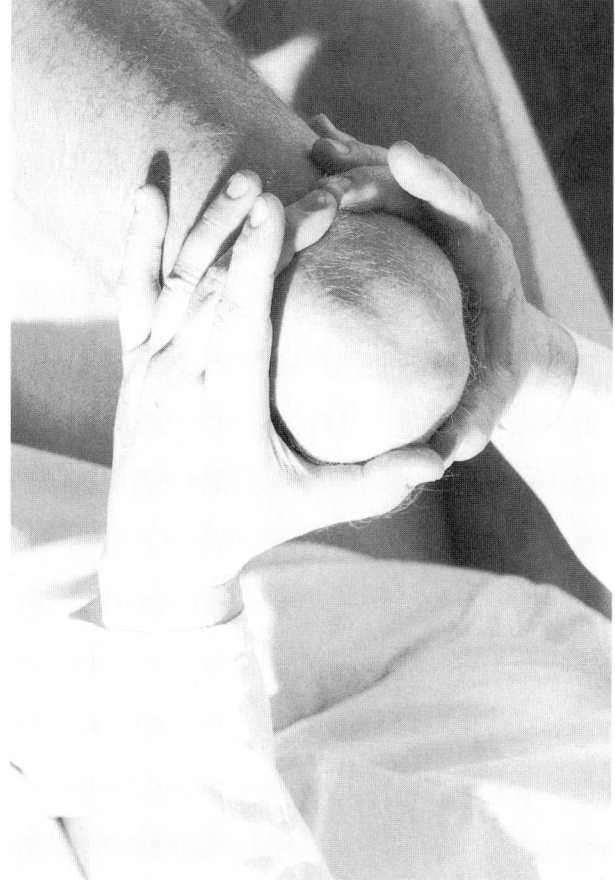

Abb. 90:   Massagestriche am Kniegelenk

Bein des Patienten angelehnt, der Oberschenkel des Patienten festgehalten und mit der anderen Hand der Unterschenkel seitlich gefedert (Abb. 91).

Aus derselben Position des Arztes wird lediglich das Gelenk mit der Hand innen unterstützt und der Unterschenkel nach innen gedrückt. Dadurch würde bei einer Läsion des Außenbandes das Gelenk nach außen hin auf-

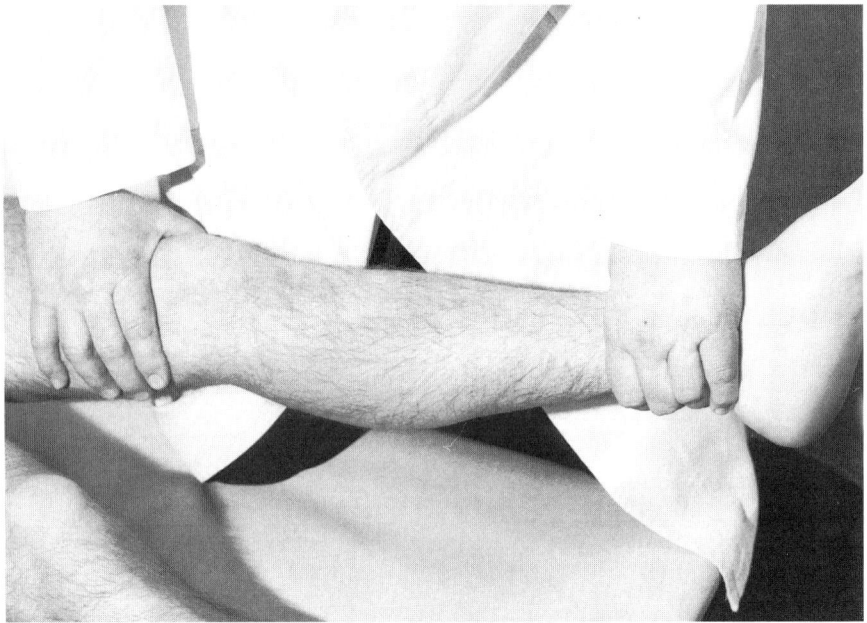

Abb. 91: Seitfedern medial

klappen (Abb. 92). Die Schubladenbewegung, die zur Überprüfung der Kreuzbänder dient, kann auch zu einer federnden Mobilisation nach ventral oder dorsal ausgenutzt werden (Abb. 93).

Die federnde Mobilisation ist natürlich auch in Bewegungsrichtung des Scharniergelenkes möglich. Der Unterarm des Arztes wird in die Kniekehle des Patienten eingelegt. Der Patient liegt auf dem Rücken, das Bein wird mit

120

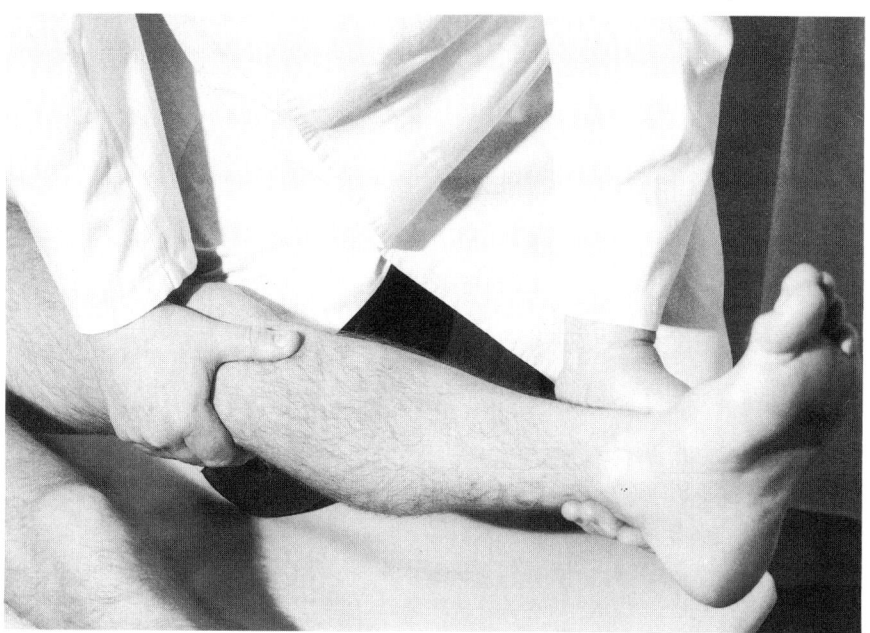

Abb. 92:   Seitfedern lateral

gebeugtem Knie aufgestellt. Nun federt man den Unterschenkel über den in die Kniekehle eingelegten Arm bis zur Schmerzgrenze (Abb. 94).

Die Traktion erfolgt am günstigsten bei gebeugtem Kniegelenk. Der Patient liegt auf dem Rücken und läßt den Unterschenkel über die Bettkante herunterhängen, wobei man etwas Weiches unterlegen sollte. Dann wird am Unterschenkel senkrecht nach unten gezogen, wodurch das Gelenk ziemlich

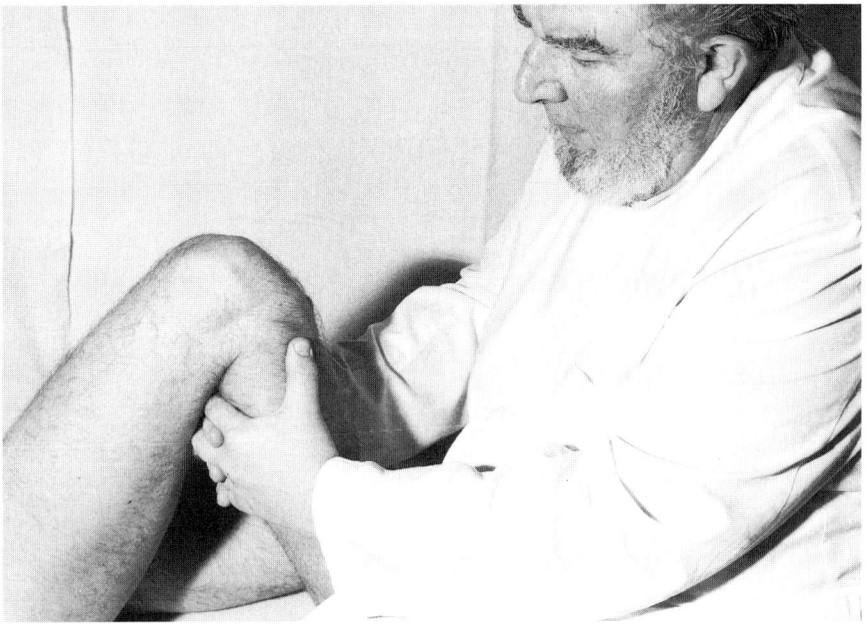

Abb. 93:   Schubladenfedern

weit extendiert werden kann (Abb. 95). Diese Behandlung eignet sich im übrigen auch für den akuten eingeklemmten Meniskus.

Bei der Drehmobilisation in Rückenlage (Abb. 96) wird das Knie im rechten Winkel gebeugt, der Fuß wird gefaßt und daran der gesamte Unterschenkel im Kniegelenk nach innen und außen gedreht.

Die Behandlung der Funktionsstörungen am Fuß erfordert eine subtile

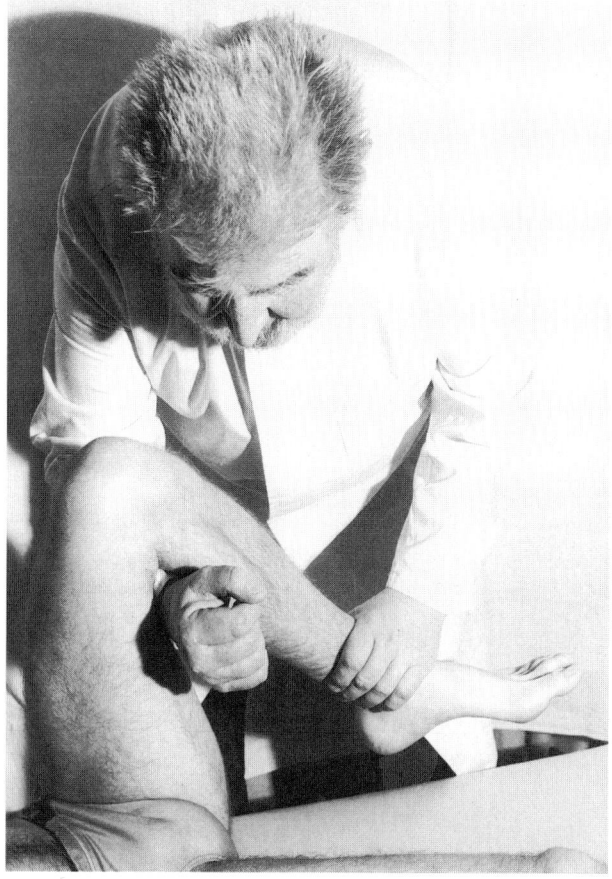

Abb. 94: Beugungsfedern

Beweglichkeitsdiagnostik. Aktiv läßt man Zehen-, Fersen-, Außenkanten- und Innenkantengang vorführen. Die passive Diagnostik umfaßt Supination, Pronation, Beugung und Streckung im oberen und Sprunggelenk wie auch in den Zehengelenken. Auch die Fußwurzelknochen haben eine passive Beweglichkeit gegeneinander.

Zunächst soll auch hier die Weichteiltechnik angewandt werden. Bei der

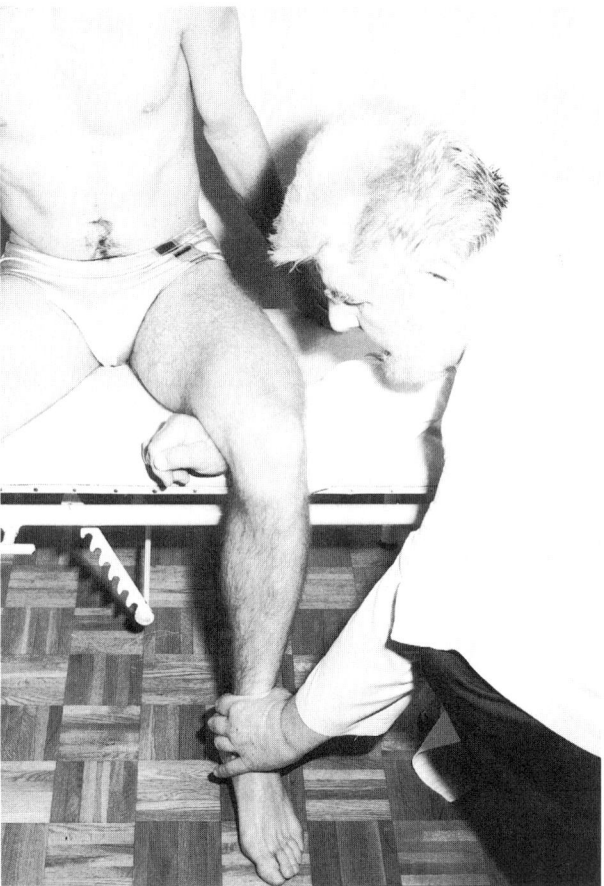

Abb. 95:   Traktion am Kniegelenk

Massage sind auch in die Supination und die Pronation hineinmassierende
Striche über das Sprunggelenk möglich (Abb. 97).

Bei der Traktion am oberen Sprunggelenk liegt der Patient auf dem Rük-

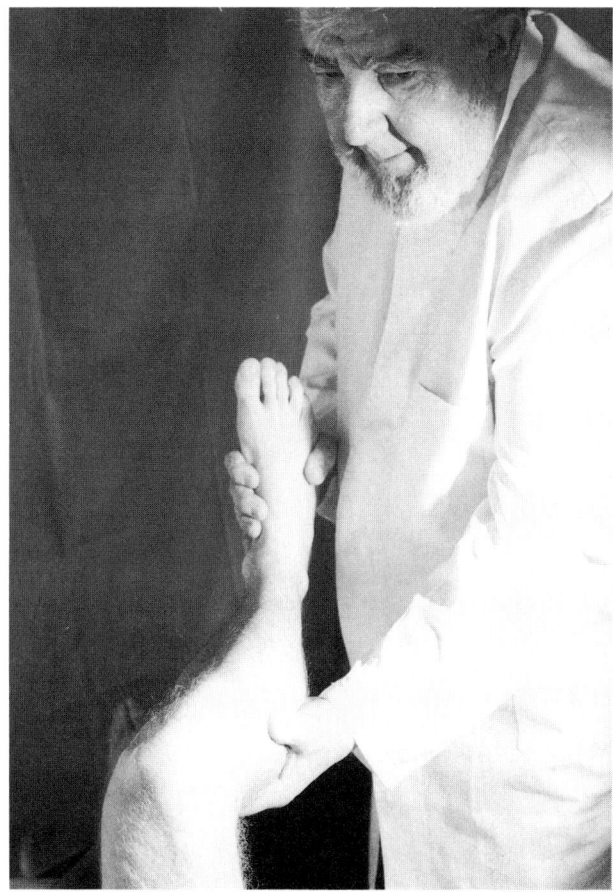

Abb. 96: Drehmobilisation am Kniegelenk

ken, mit einer Hand wird unter das Fersenbein gefaßt und mit der anderen in Pronationsstellung der Vorfuß gehalten. Dann legt man sich mit seinem ganzen Gewicht zurück und erreicht dadurch eine Trennung der Gelenksflä-

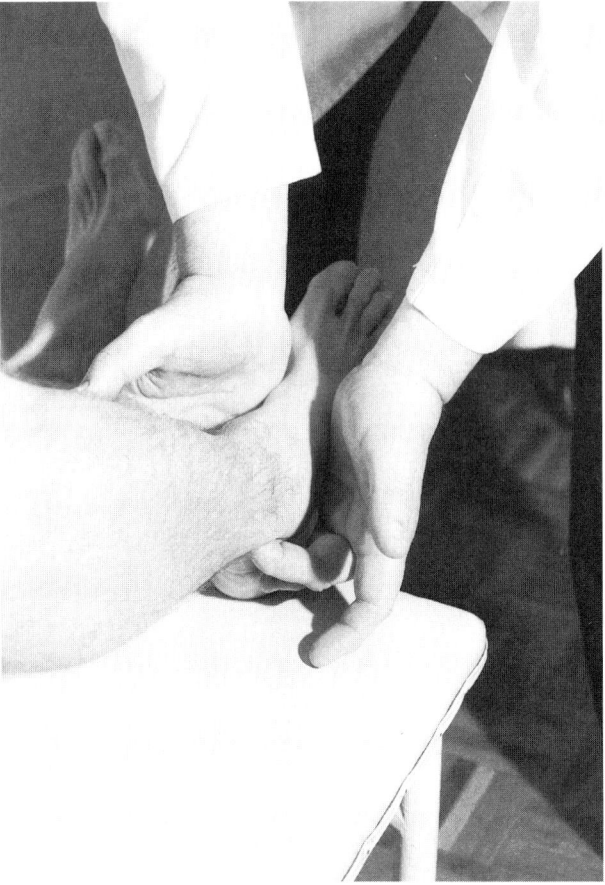

Abb. 97:   Weichteiltechnik am Sprunggelenk

chen im oberen Sprunggelenk (Abb. 98). Der Zug muß langsam und stetig durchgeführt werden.

Die Mobilisation des Sprungbeins im oberen Sprunggelenk wird bei lie-

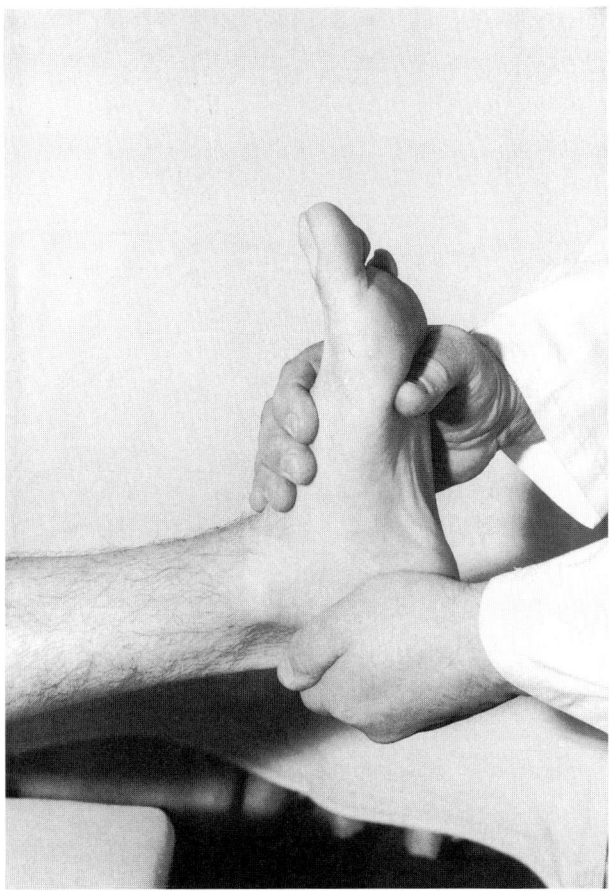

Abb. 98:   Traktion am Sprunggelenk

gendem Patienten durchgeführt. Mit der linken Hand wird der rechte Unterschenkel des Patienten festgehalten, dann wird von innen her mit der rechten Hand das Fersenbein ergriffen und nach innen und oben gezogen (Abb. 99).

127

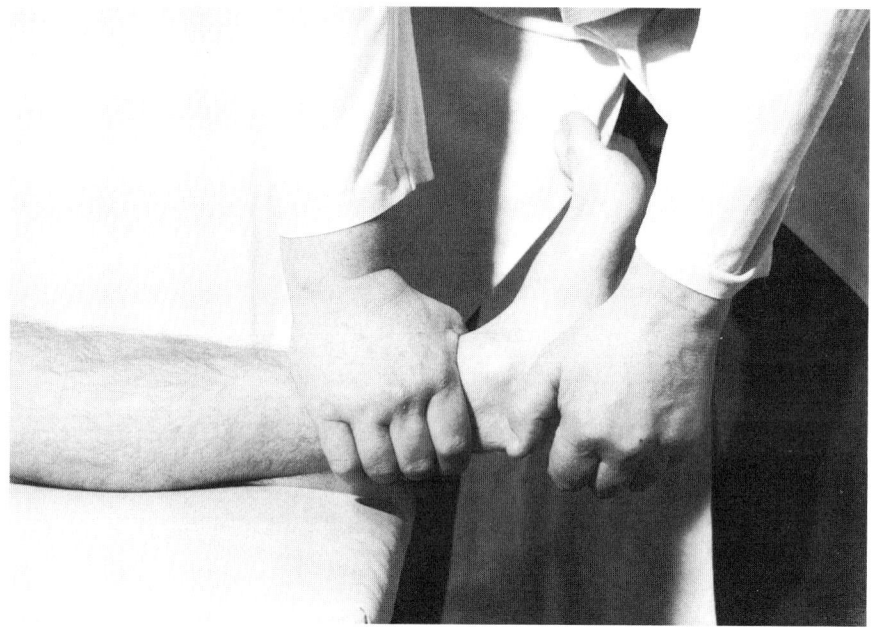

Abb. 99:   Mobilisation des oberen Sprunggelenkes

Es können immer wieder kraftvolle Züge durchgeführt werden, bis man das Aufgehen der Gelenke spürt.

Die Supinationsbewegung des Sprunggelenkes kann zur Mobilisierung ausgenutzt werden. Mit der einen Hand fixiert man das Kahnbein des Patienten durch Anlegen der Handkante. Mit der anderen Hand wird weich über

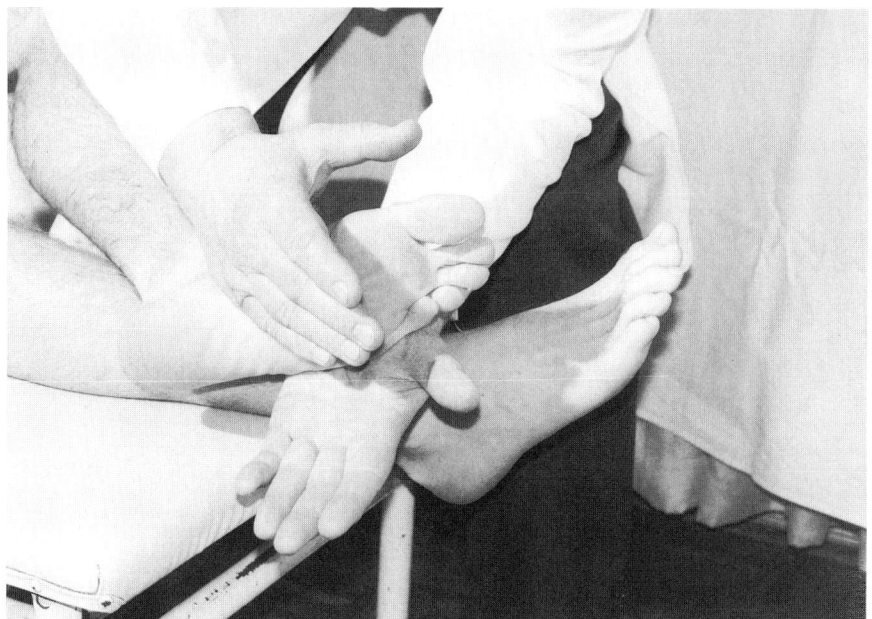

Abb. 100: Supinationsmobilisierung des Fußes

diesen ruhenden Punkt herummobilisiert. Durch weiche, streichende Bewegungen in die Supination wird die Mobilisation erreicht (Abb. 100). Diese Technik kann natürlich auch als Manipulation mit kurzem Impuls angewandt werden.

Die Mobilisation in die Pronation des Fußes ist analog zur Supination

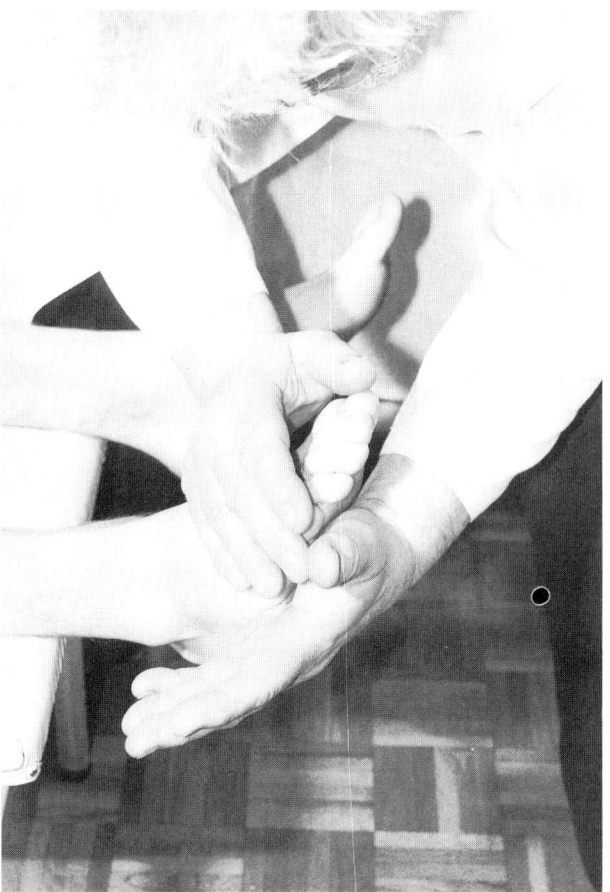

Abb. 101: Pronationsmobilisation des Fußes

durchzuführen. Mit beiden Händen wird der Vorfuß umfaßt. Dann wird wieder weich in die Pronationsrichtung mobilisiert (Abb. 101).

Die reine Traktion der Zehengelenke geschieht in Streckung und Längsrichtung. Mit einer Hand wird ein Gelenkanteil festgehalten und mit der anderen Hand der jeweilige Gelenkpartner vorsichtig extendiert.

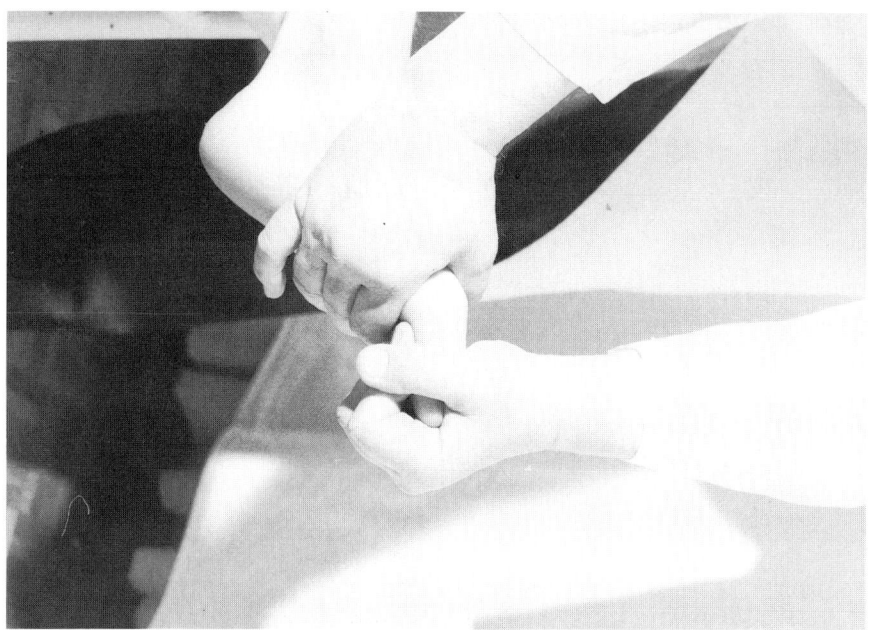

Abb. 102: Beugungsschub an den Zehengrundgelenken

Die Zehengrundgelenke können neben der Traktion durch einen Beugungsschub manipuliert werden (Abb. 102). Man umfaßt von innen her mit der einen Hand (Daumen und Zeigefinger) die Köpfchen der Zehengrundgelenke, mit der anderen Hand wird ein kurzer Beugungsschub über alle Zehen gemacht.

7 Fehlerquellen der manuellen Therapie

Es gibt in der manuellen Therapie drei entscheidende Fehlerquellen:
1. Fehler in der *Diagnose:*
falsche Interpretation von Befunden,
Herstellung falscher Zusammenhänge,
Unterlassen oder Vergessen wichtiger Untersuchungen.
2. Fehler in der *Indikationsstellung* für die manuelle Therapie
und
3. Fehler am *Ort,* in der *Richtung* und in der *Stärke* des Einsatzes der manuellen Therapie.

Die letzten sind die schwerwiegendsten Fehler, denn aus ihnen können tiefgreifende Schädigungen für den Patienten resultieren.

Sachverzeichnis

Sachverzeichnis